2주 만에
살 빼는 법칙

'장활'+'변활'로 최강 다이어트!

2주 만에 살 빼는 법칙
'장활'+'변활'로 최강 다이어트!

초판 1쇄 발행 2019년 11월 1일

지 은 이 고바야시 히로유키
번 역 자 방민우·송승현
발 행 인 권선복
편   집 권보송
디 자 인 오지영
전 자 책 서보미
발 행 처 도서출판 행복에너지
출판등록 제315-2011-000035호
주   소 (07679) 서울특별시 강서구 화곡로 232
전   화 0505-613-6133
팩   스 0303-0799-1560
홈페이지 www.happybook.or.kr
이 메 일 ksbdata@daum.net

값 17,000원
ISBN 979-11-5602-749-2 (13510)

Copyright ⓒ 고바야시 히로유키 2019

2-SHUUKAN DE YASERU HOUSOKU
Copyright © 2017 Hiroyuki Kobayashi
Korean translation rights arranged with WANI BOOKS CO., LTD., Tokyo
through Korea Copyright Center, Inc., Seoul
이 책은 (주)한국저작권센터(KCC)를 통한 저작권자와의 독점계약으로
행복에너지/지에스데이타㈜에서 출간되었습니다. 저작권법에 의해 한국
내에서 보호를 받는 저작물이므로 무단전재와 복제를 금합니다.

2주 만에 살 빼는 법칙

'장활'+'변활'로 최강 다이어트!

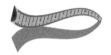

고바야시 히로유키 지음

방민우·송승현 번역

도서
출판 행복에너지

머리말

2주 만에 살 빼는 법칙
'장활'+'변활'로 최강 다이어트!

　이 책의 제목을 보고 진의를 파악하신 분은 얼마나
계실까요? 다이어트라면 힘든 운동이나 가혹한 식사
제한을 떠올리실지 모르지만 가장 중요한 것은 '장'이
라는 점을 여러분께 말씀드리고자 합니다.

　저는 장과 자율신경(내장이나 혈관의 기능을 컨트롤하는 신경)
전문의로서 많은 환자분들을 접해왔습니다. 그로부
터 얻은 결론은 '힘들게 살을 빼려고 할 필요는 없다'
는 것입니다. '지금까지 많은 노력을 해왔지만 소용이
없었다'는 분들도 많으실 것입니다. 이 책에서는 '도저
히 살을 뺄 수 없다' '살을 빼고 싶지만 바빠서 여유가

없다'고 고민하는 분들께 어떻게 하면 살을 뺄 수 있을지에 대한 의학적 견지를 말씀드리고자 합니다.

이 책을 손에 잡으신 분들 중에는 운동이나 식사제한 등 필사적인 노력을 해서 일시적으로 살을 뺀 경험이 있으신 분들도 계실 겁니다. 하지만 가혹한 다이어트를 계속하는 것은 한계가 있습니다. 대부분의 경우, 어느 정도 살이 빠지면 만족하게 되서 요요 현상을 맞이하게 됩니다. 눈 깜짝할 사이에 원 상태로 되돌아오는 것입니다. 원 상태로 되돌아오는 정도로 끝나면 좋지만, 한번 다이어트에 성공했다는 자신감과 오랫동안 참아 온 식욕에 대한 보상심리 때문에 고칼로리 음식에 손을 대게 되고, 전보다 더 뚱뚱한 몸이 되는 분들도 많습니다.

가장 피해야 할 것은 원 푸드 다이어트로 대표되는 '건강하지 못한 감량'입니다. 극단적으로 편향된 다이어트가 몸에 좋을 리가 없습니다. 건강을 해치면서까지 살을 빼는 것은 안 하느니만 못합니다. 하지만 몸에 끼치는 악영향을 깊이 생각하지도 않고 적극적으로 무모한 감량을 시도하는 분들이 너무나도 많은 현실입니다. '건강과 맞바꿔서 살을 빼겠다'는 악마와의 거래를 하는 분들이 끊이지 않습니다. 극단적인 편식 다이어트뿐만 아니라, 무턱대고 단식을 하거나 살을 빼려고 흡연을 하는 것도 같은 맥락입니다. 특히 여성분들은 단식이나 흡연이 임신이나 출산에 영향을 줄지도 모른다는 위험을 인식하시기 바랍니다.

필사적인 노력이 지속되지 못하고 요요 현상을 초래하며 무리한 감량으로 건강 악화, 피부도 거칠어지고 집중력 저하로 업무에도 악영향…. 이것이 지금까지 다이어트 실패를 반복해 온 분들의 나쁜 패턴이라고 할 수 있을 것입니다. 하지만, 이 책을 읽으시면 그런 고생들은 과거의 기억이 될 것입니다.

힘든 운동도, 가혹한 식사제한도 필요 없습니다. 업무에 쫓기는 분들도 할 수 있습니다. 중요한 것은 '장과 장내 세균이 좋아하는 활동을 지속하는 것.' 단지 그것뿐입니다. 다시 말해, 이 책의 제목에 있는 다이어트의 진실이란 '장을 소중히 다루면 살이 빠진다'는 단순한 것입니다. '지속할 수 없는 필사적인 노력'을 그만두고 '편하고 즐겁게 계속할 수 있는 라이프스타일 변화'로 나아갑시다. '무리한 감량'을 그만두고, '장과 장내 세균이 즐거워하는 활동=장활'을 합시다. 다이어트에 대한 이미지가 분명히 바뀔 것입니다.

자율신경의 균형을 잡는 일 또한 중요합니다. 상세한 내용은 본문에서 해설하겠지만 '장활'이란 다이어트를 성공으로 이끌 뿐만 아니라, 몸과 마음의 다양한 질병 위험률을 크게 낮춥니다. 아울러 '행복 호르몬'이나 '젊어지는 호르몬'을 분비하게 하여, 노화가 억제되고 아름다운 피부로 바뀌어 갑니다. 또한, 몸과 마음의 응어리가 해소되고, 업무 효율까지 향상됩니다.

이와 같이, '장활'은 장점투성이입니다. '살을 뺀다'는 목적으로 시작하더라도, 최종적으로는 당신의 인생을 바꾸는 전환점이 될 것이 틀림없습니다. 이것은 결코 황당무계한 망상이 아닙니다. 제가 그렇게 단언할 수 있을 만큼의 의학적인 근거를 이 책에서 제시하겠습니다. 독자분들로 하여금 이 책이 자신의 장을 알게 되는 계기가 되었으면 합니다.

그리고 또 하나, 다이어트의 방해가 되는 것으로는 '변비'가 있습니다. '변비=여성'이라는 이미지가 강하지만, 변비로 고생하는 남성도 근래에는 적지 않습니다. 저는 장의 연구와 병행하여 대학병원에서 '변비 외래'라는 전문 외래도 보고 있습니다. 중증 변비나 변비와 설사를 반복하는 '과민성 장 증후군' 등, 장의 트러블로 고생하시는 환자분들이 매우 많아서 초진 예약을 몇 년이나 기다리셔야 하는 상황입니다. 변비 외래에서는 환자 한 분 한 분의 문제를 파악하고, 적절한 치료를 통해 증상을 개선하기 위한 생활습관 지도를 합니다. 증상이 개선된 환자분들은 몸도 마음도 가벼워지고, 표정이 밝아집니다. 기쁜 것은 그것만이 아닙니다. 뱃살이 빠지고, 허리가 잘록해지며, 체중이 줄어드는 분이 많습니다.

　이 책은 '장활' 과 '변활'을 축으로 삼아, 장과 자율신경의 소중함에 대해 설명하고, 여러분께 다이어트와 업무의 효율 향상을 위한 제안을 하고자 합니다. 결코 무리한 요구를 강요하지 않습니다. 무리한 시도는 장에도 무리가 가기 때문입니다. 이 책을 읽으시면 장이 즐거운 생활습관을 안심하고 지속하실 수 있으실 것입니다. 한 분이라도 더 많은 분께서 이 책의 안내를 따라 실천하시고 원하는 체형을 만들어 원하는 인생을 보내시길 기원합니다.

프롤로그

　우리가 무엇을 먹더라도 음식물은 입을 통해 들어가는 순간 식도, 위, 십이지장, 소장, 대장, 직장, 항문을 거쳐 배출되는 것으로 마무리됩니다. 입으로 먹고 항문으로 나오는 배변 과정은 매우 당연한 일이지만 그 과정을 자세히 들여다보면 인체가 참으로 신비로워 보입니다. '장은 젊음의 척도다'라는 말이 있습니다. 이처럼 장이 단순한 소화기관이 아니라 우리의 건강을 좌지우지하는 중요한 파트라는 것은 이미 많이 강조되어 왔습니다.

　미의 영역에서는 일찍이 장의 중요성이 부각되어 왔습니다. 장腸에는 500종류가 넘는 장내세균이

100조 개 이상 존재하는 것으로 알려져 있습니다. 즉 그 안의 장내 세균 구성에 따라 우리의 피부도, 건강도 달라진다는 것이죠. '안으로 건강을 채우고 밖으로 아름다움을 완성한다.'라는 어느 화장품 사의 광고 문구도 어렵지 않게 떠오릅니다. 화장품을 바르는 것과 별개로 이너뷰티의 중요성을 강조한 것이죠.

대두를 먹음으로써 대두의 이소플라본 성분을 섭취하고, 섭취한 이소플라본 성분은 장내 세균이 에쿠올을 만드는 데 도움을 주며 그것이 안티에이징으로 이어진다는 사실을 알면 우리 몸 속의 장이 단순한 소화 기관이 아니라는 깨달음을 얻게 됩니다.

하지만 여전히 우리는 장내 세균과 그 생태계에 대한 이해와 지식이 많이 부족합니다. 일상생활 속에서 장내 플로라를 위한 식습관, 생활습관 등에 대해 깊이 생각해본 적이 없으며 장 건강을 위한 지식이 다이어트에도 적용될 수 있다는 사실도 모르는 채 무지하게 지내왔습니다. 장내세균이 살고 있는 대장이 뇌와 이어진 자율신경의 지배를 받는다는 사실도 대중에게는 흔히 알려지지 않았습니다.

장내 세균의 무리는 현미경으로 들여다보면 꽃밭처럼 보이기에 '플로라Flora'라는 이름이 붙었으며 이는 장내 생태계를 일컫는 말로 쓰이고 있습니다. 만약 여러분이 아래 열거한 사항에 해당이 되면서 동시에 평균 3일 이내에 변의가 없거나 화장실에 다녀와도 상쾌한 기분이 들지 않는다면 사람의 장내 플로라Flora에 대해 일본의 준텐도 대학 의학부 교수인 고바야시 히로유키 박사가 쓴 이 책을 꼭 읽어보고 방향을 정하시길 권하고 싶습니다.

- 야채, 과일을 잘 먹지 않는다.

- 아침 식사를 하지 않는다.

- 운동이 부족하다.

- 다이어트를 하고 있다.

- 요구르트를 거의 먹지 않는다.

- 피부가 거칠어져 고민하고 있다.

- 만성피로감이 있다.

- 물을 평소에 잘 마시지 않는다.

- 다이어트를 해도 배가 볼록 나와 있다.

- 변비약을 복용하고 있다.

이 중에 여러분은 얼마나 해당되십니까?

건강한 장腸은 전신全身을 건강하게 만듭니다. 미국 신경생리학자 마이클 거숀도 뇌의 신경전달물질인 세로토닌의 95%가 장에서 만들어진다고 하였으며 장을 '제2의 뇌'로 정의하기도 했습니다.

이렇듯 장내환경을 바꾸면 건강이 달라집니다. 오늘부터라도 장의 플로라를 바꿔본다고 생각해봅시다. '오늘부터 굶어야겠다.'라고 생각하는 순간 발생하는 스트레스로 오히려 폭식하게 되는 다이어트가 아닌 몸도 마음도 건강한, 피부가 빛나는 다이어트로 바뀔 수 있습니다.

분당삼성한의원 방민우 원장님과 임상 케이스를 공유 및 연구하며 지낸 수년간, 발효한약을 통해 환자들의 장내 '플로라Flora'가 개선되어 소화기 증상뿐만 아니라 다양한 임상 증상들이 함께 호전되는 케이스를 경험하였습니다.

환자들의 생활지도에 큰 도움이 되었던 이 책을 방민우 원장님과 공동 번역하여 더 많은 환자분들에게 도움을 드릴 수 있게 되어 매우 기쁘게 생각하며, 선

구적으로 연구하시고 영감을 주신 고바야시 히로유키
교수님께도 감사드립니다.

온데이한의원, 위앤장한의원 대표원장 송승현

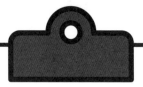

목차

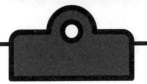

제2장. 인생을 바꾸는 '아침에만 장활 다이어트'

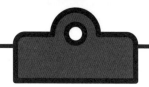

제3장. 빼내서 살을 빼는 '변활 다이어트'

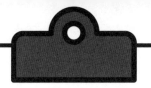

제4장· 장으로 살을 빼는 방법 – **실천편**

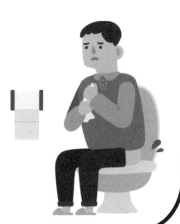

제1장

장을 알면
살을 뺄 수 있다!

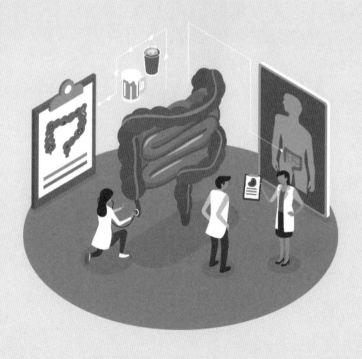

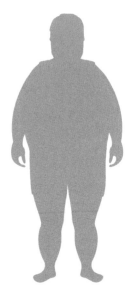

※ 이 책은 2011년 10월에 간행된 『변활 다이어트 - 변비 외래 의사가 말하는 배변력 향상을 위한 11가지 규칙』, 2016년 1월에 산행된 『고바야시 히로유키식 2주 프로그램, 아침에만 장활 다이어트』를 재구성하고 가필/수정한 것입니다.

사실은 뇌보다 강력한 장의 능력

'장은 먹은 영양분을 섭취하고 변으로 바꿀 뿐인 장기 아닌가?'

아직도 그렇게 생각하시는 분이 많으실지 모르겠습니다. 먼저 그러한 인식부터 바꾸셔야 합니다. 근래에 들어 장의 중요성이 주목받게 되어 '장은 제2의 뇌'라는 말까지 나왔습니다. 하지만 저는 그 주장에도 불만이 있습니다. 기왕 말할 거면 '뇌는 제2의 장'이라고 말해야 맞습니다. 뇌보다도 장을 중심으로 생각해야 한다고 보기 때문입니다.

그러면, '장'이란 무엇일까요? 생물의 진화 과정에서 이 물음에 대한 대답을 얻을 수 있습니다. 생물의 진화 과정을 보면 장은 뇌가 만들어지기 훨씬 전부터 존재했습니다. 다시 말해, 생명에 있어서 뇌보다는 장이 근원적인 것입니다. 지렁이처럼 전신이 장과 같은 형질로 만들어진 생물도 존재합니다.

진화의 과정은 흔히 나뭇가지에 비유되곤 합니다만, 장은 그 나무의 줄기에 해당하며, 그 줄기로부터 다양한 장기가 가지를 뻗어서 만들어집니다. 이것은 수정란이 세포분열을 반복하여 커지는 개체의 성장 과정에서도 확인할 수 있습니다. 대부분의 동물 수정란은 먼저 내부가 공동인 고무공 형상(포배(胞胚)라고 합니다)이 됩니다. 그 다음 한 부분이 안쪽으로 움푹 들어가게 되고, 장의 원형(원장(原腸)이라고 합니다)이 되어갑니다. 다시 말해, 가장 먼저 만들어지는 기관이 장입니다. 그 다음에 세포분열이 반복되고 마침내 이 원장原腸으로부터 다양한 장기가 형성되어 갑니다. 무엇보다도 중요하게 여겨지는 뇌도 그중 하나이며, 만들어지는 시기는 장보다 훨씬 나중입니다.

또 하나, 뇌보다도 장이 생물의 근원적인 기관임을 느끼게 하는 예를 들어보겠습니다. 큰 부상이나 뇌질환의 영향으로 대뇌의 기능을 상실하는 경우가 있습니다. 의식이 없어도 위에 직접 영양분을 공급하면 소화, 흡수, 배설을 하고, 계속 살아갈 수 있기 때문에 '식물인간 상태'라고 불립니다만, 매우 드물게 오랫동안 혼수상태를 겪은 뇌의 기능이 회복되어 의식이 되돌아오거나, 운동 기능을 되찾는 경우가 있다고 알려져 있습니다. 다시 말해 장이 움직이고 있는 한, 생명을 유지할 수 있다는 것입니다.

장이란 무엇인가? 결코 소화만을 위한 기관이 아닙니다. 인체의 가장 중요한 중심부라고 해도 과언이 아닙니다.

살찌기 쉬운 체질과 살찌기 힘든 체질을 결정하는 장내 세균

살찌기 쉬운 체질과 살찌기 힘든 체질이 있습니다. 이러한 개인 차이를 결정짓는 요소 중 하나로 '장내 세균종의 차이가 있다'는 것이 최근 연구로 밝혀졌습니다.

일반적으로는 섭취 칼로리와 소비 칼로리의 양에 따라 살이 빠지거나 찌도록 결정된다고 합니다. 운동으로 연소시키는 칼로리 이상으로 많이 먹으면 살이 찐다는 것이 상식이었습니다. 그 이론을 바탕으로 식사제한으로 섭취 칼로리를 억제하고 유산소 운동으로 칼로리를 연소시켜서 살을 빼고자 필사적으로 노력하는 분들도 많습니다.

대체적으로는 그러한 생각이 맞지만, 같은 것을 먹고 같은 운동을 해도 살이 쉽게 찌는 사람과 그렇지 않은 사람이 있다는 것을 아실 겁니다. 이를테면 근육질인 사람은 대사가 활발하기 때문에 살이 찌기 힘들고, 근육이 적은 사람은 살이 찌기 쉽다고 합니다. 이것 또한 틀린 말은 아닙니다만, 같은 근육량을 가진 사람끼리도 역시 살찌는 것이 어렵거나 쉬운 개인차는 존재합니다.

지방세포는 기아 상태를 대비하여 에너지를 지방으로 축적하는 성질을 가지고 있습니다. 섭취한 과잉 지방을 무제한으로 축적하여, 점점 비대해져 가는 것이 비만의 메커니즘입니다. 이러한 사실에 기반하여 살이 찌기 쉬운 체질의 비밀을 풀어낸 사람은 도쿄 농공대학의 키무라 이쿠오 특임교수였습니다.

장 속에 서식하는 세균 중 몇 가지는 음식을 분해하여 '단쇄지방산'이라는 물질을 만듭니다. 단쇄지방산은 혈액을 통하여 전신으로 보내져 지방세포에 도달하는데 지방세포는 이 단쇄지방산을 감지하면 놀라운 반응을 보입니다. 웬일인지 세포 내에 지방을 흡수하는 것을 멈추는 것입니다. 다시 말해, 단쇄지방산은 '영양이 충분하므로, 더 이상 지방을 축적할 필요가 없다'는 메시지를 지방세포에 주고 있는 것입니다. 또한 단쇄지방산은 자율신경을 자극하고, 교감신경을 자극합니다. 그러면 대사가 활발해져서, 섭취한 에너지를 소비하기 시작합니다. 지방의 흡수를 멈출 뿐 아니라, 연소를 촉진시키는 것입니다.

이처럼 인간은 천연의 '비만방지 시스템'이라고 할수 있는 신체 기능을 갖추고 있습니다. 그 열쇠가 되는 것이 장내 세균에 의해 만들어지는 단쇄지방산인 것입니다.

당신의 장내 플로라를 건전하게

이 단쇄지방산을 만드는 장내 세균의 작용이야말로 개인차의 비밀이었던 것입니다. 특히 장내 환경이 나빠지면 단쇄지방산의 생산이 멈추게 됩니다. 그렇기 때문에 비만세포의 폭주를 멈추지 못하고, 에너지의 소비도 활발하지 못하게 되어 살이 찌게 되는 것입니다.

그러면 장내 환경에 대하여 설명하겠습니다. 인간의 장 속에는 100조 개, 무게로는 1~1.5kg의 세균이 서식하고 있습니다. 다양한 성질의 세균이 모여서 하나의 생태계를 이루고 있다고 해도 좋습니다. 현미경으로 보면, 꽃밭(플로라)처럼 보이기 때문에 '장내 플로라'라고도 불립니다.

 장내 세균을 분류할 때 '유익균이 2할, 유해균이 1할, 중립균이 7할'이라는 말을 들어보신 적이 있는 분도 계실 겁니다. 다만, 이것은 알기 쉽게 단순화한 표현입니다. 유해균이 항상 누구에게나 나쁘고, 유익균이 항상 누구에게나 좋다고는 할 수 없기 때문입니다. 그 작용에 대해서는 아직 밝혀지지 않은 것도 많은데, 몇 가지 중요한 사실이 밝혀졌습니다.

 먼저, 장내 플로라가 생태계로서 건전하기 위해서는 다양성을 유지할 필요가 있다는 것. 건강하기 위해서는 보다 많은 종류의 세균이 활발하게 있을 필요가 있다는 것입니다. 각각의 균은 좋아하는 음식과 싫어하는 음식이 있기 때문에 특정 균만 활발해지지 않도록 숙주인 인간은 편식을 주의할 필요가 있습니다.

 또 하나는, 유익균이 좋아하는 것이 식이섬유, 발효식품, 올리고당이라는 점입니다. 야채나 과일, 요구르트, 낫또, 야채절임, 된장, 벌꿀 등이 대표적입니다.

이러한 음식을 섭취하면 단쇄지방산이 많이 만들어지게 됩니다.

　'야채를 중심으로 한 식사를 하면 살이 빠진다'는 것은 최신의 연구가 아니라도 알고 계시는 분이 많을 것입니다. 하지만, 여러분의 장 속에 펼쳐진 세균 플로라 속에 비만 방지에 도움이 되는 물질을 척척 만들어 내는 세균이 있어서 그 균에게 좋아하는 음식을 준다는 생각을 하면 왠지 기분이 새롭지 않은가요? 지금까지와는 다른 감각으로 야채를 더 많이 먹고 싶어지는 분들도 계실 겁니다.

피부를 깨끗하게 하는 장내 세균도 있다

살이 찌기 쉬운 장내 플로라와 살이 찌기 힘든 장내 플로라가 있는 것처럼, 피부가 깨끗해지는 장내 플로라와 그렇지 않은 장내 플로라가 있다는 것도 밝혀졌습니다. 장을 깨끗하게 하는 물질은 '에쿠올'이라고 합니다. 대두에 함유된 이소플라본이라는 성분을 특정 장내 세균이 에쿠올로 변환시켜 주는 것입니다. 에쿠올은 다양한 효과가 있는 것으로 밝혀졌는데 앞서 말씀드린 '미백효과'가 그중 하나입니다. 특히 눈가의 주름을 억제하는 효과가 입증되었으며 그 밖에는 여성의 갱년기 장애 증상을 억제하는 효과, 남성의 전립선암이나 여성의 유방암을 억제하는 효과도 기대되며,

현재 급속하게 연구가 진행되고 있습니다.

이러한 안티에이징 효과를 기대할 수 있는 에쿠올은 장에서 스스로 만들 수 있다는 것이 알려져 있습니다. 또한 자신의 몸이 이것을 스스로 만들 수 있는지 여부는 전문기관에서 뇨검사로 확인할 수 있습니다. 참고로, 미국과 유럽 등지에서는 대략 4명 중 1명 꼴의 적은 사람만이 에쿠올을 만들 수 있다고 합니다. 일본에서도 젊은 세대일수록 에쿠올을 만들 수 있는 사람의 비율이 줄어든다는 보고가 있습니다. 식생활의 변화와 더불어 일본인의 장내 플로라도 변화하고 있는 것이라 생각됩니다.

그러면 에쿠올을 만드는 장내 세균을 가지고 있지 않은 사람은 이러한 혜택을 전혀 받을 수 없는 것일까요? 사실, 그렇게 비관할 일은 아닙니다. 왜냐하면 이소플라본에도 같은 효과가 있기 때문입니다. 에쿠올을 만들 수 있는 사람이나 만들 수 없는 사람이나 대두를 먹으면 같은 효과를 기대할 수 있습니다.(다만, 그 효과는 에쿠올에 비해서 떨어집니다) 또한 에쿠올 보조식품도 개발되었기 때문에 외부로부터 섭취할 수도 있게 되었습니다. 효과는 장 속에서 만들어지는 것과 거의 같습니다.

현재 에쿠올을 만들 수 있는 장내 세균을 장 속에 서식시키려는 연구도 진행되고 있습니다. 미용, 건강, 암 예방에도 효과가 기대되는 등 유망한 세균이므로, 장래에는 누구나 손쉽게 장 속에서 증식시킬 수 있는 날이 올지도 모르겠습니다.

장내 환경을 어지럽히는 보틀넥

서두에서 말씀드린 장의 중요성에 대하여 조금 더 보충 설명을 드리겠습니다. 사실, 장은 '살 빼기'뿐만 아니라 다양한 문제를 해결해줍니다. 막연하게 다양한 문제라고 썼지만, 문제의 본질은 '사물이 원활하게 흐르지 않고 진행되지 않는다'라는 '막힌 상태'가 아닐까요? 그러면, '막힘'에 대해서 생각해 보겠습니다.

목이 가느다란 병 모양이라서 안에 든 것이 막혀 좀처럼 나오지 않는 상태를 '보틀넥'이라고 합니다. 와인 병을 기울어서 따르려고 하면 보틀넥, 다시 말해 좁아진 병의 목 부분이 흐름을 막아서 조금씩밖에 따르지 못합니다. 그러한 모양에 따 와서, 흐름을 막고 장애

물이 되는 것을 보틀넥 또는 넥이라고 부릅니다. 이러한 상황에 빠지면 상황이 원하는 대로 진행되지 않고, 해결방법이 보이지 않습니다. 해결방법이 있어도 실현되지 못하면 문제는 점점 더 깊어집니다.

업무상의 고민도 분석해 보면 어딘가에 있는 보틀넥이 원인입니다. 특히 현재와 같은 정보화 사회에서는 커뮤니케이션 부족으로 인한 정보의 막힘이 비즈니스에 치명적일 수 있습니다. 사고나 악천후로 물류의 흐름이 나빠지면 계획대로 상품을 납품할 수 없습니다. 돈의 흐름이 막히면 경영 파탄을 초래하게 됩니다. 일본 장기에서도 '쯔미(詰み : 막힘)'는 패배를 의미합니다.

사람의 몸속에도 '흐름'을 관장하는 중요한 장기가 몇 가지 있습니다. 여러분은 무엇을 먼저 떠올리십니까?

먼저 심장. 심장은 전신으로 혈액을 보내는 펌프 역할을 합니다. 말 그대로 '혈류'라는 흐름을 만들어냅니다. 그리고 뇌. 인간이 지각한 정보는 신경세포의 전기신호를 통해 뇌에 보내집니다. 그리고 집적된 정보로 판단을 하고, 차례차례 행동 지령을 내립니다. 뇌가 정보의 흐름을 만들고 있다고 할 수 있습니다.

하지만 저는, 인체에서 가장 중요한 흐름을 만드는 것은 '장'이라고 단언합니다. 어떤 생물이라도 영양분을 체내에 보내고 그것을 에너지로 바꾸어서 생명을 유지합니다. 심장이라는 펌프가 움직이는 것도, 뇌라는 컴퓨터가 움직이는 것도, 모두 에너지를 필요로 하는 일입니다. 그 에너지는 장으로부터 흡수되는 영양분으로부터 얻습니다. 장에서 흡수되는 영양분은 인간 활동의 에너지원이 될 뿐만 아니라, 인체를 형성하는 모든 요소의 원재료가 되기도 합니다. 생활하는 것, 살아가는 것을 '먹고 산다'고 표현하는데 말 그대로 먹고 사는 것입니다.

또한 장은 음식을 항문 쪽으로 보내기 위해서 수축하거나 이완하기를 반복합니다(이것을 '연동운동'이라고 합니다). 이를 통해 음식을 천천히 밀어내면서 영양분을 흡수해 갑니다. 이 흐름이야말로 생명에게 가장 중요한 흐름입니다. 그렇기 때문에 한번 장의 흐름에 보틀넥이 생기면 곧바로 인체는 에너지 문제, 원재료 부족, 품질 열화가 발생하게 됩니다. 이것이 몸에서 일어나는 모든 문제의 원인이 되어 건강을 위협하는 것입니다.

장의 보틀넥은 장내 세균의 먹이 부족, 다시 말해 심각한 '환경파괴'를 초래합니다. 그러면 단쇄지방산의 생산이 적어지게 되고, 지방세포가 지방을 축적하게 됩니다. 이렇게 '살이 찌는' 문제가 생기게 되는 것입니다. 반대로 심신에 고민이 생기면, 그것이 장에 보틀넥을 만들어내는 경우도 있습니다. 이 메커니즘에 대해서는 뒤에 자세히 설명하겠습니다.

또한 장은 '오른쪽에서 왼쪽으로 흘려보내는' 작용도 합니다. 이게 무얼 의미하냐면, 장은 내부를 통과하는 물질을 감시하다가 인체에 유해한 것, 불필요한 것은 흡수하지 않고 통과시킵니다. 만일 독성이 강한 물질이 지나간다고 판단하면 체내의 수분을 사용하여 강제로 흘려 내보냅니다. 이것이 '설사'입니다.

그리고 장을 통하여 체내로 침입하려 하는 병원균이나 바이러스는 장 속에서 대기하고 있는 면역세포가 격퇴시켜 줍니다. 장이 만들어내는 흐름은 눈앞에 있는 것을 영양소인지 적인지 판단하고 필요한 반응을 하면서 조금씩 앞으로 진행시키는 일입니다. 이러한 장의 작용이야말로, '문제해결'이라는 단어에 걸맞는 것이라고 저는 생각합니다.

문제는 사람마다 다릅니다. 건강이나 미용에 관한 문제, 직장이나 가족과의 문제, 업무나 생활 문제, 연애와 결혼, 육아와 교육, 장래에 대한 불안 등… 문제가 끊일 날이 없습니다. 그러한 문제를 해결하려면 좋은 '장의 흐름'을 만들어 가는 것이 중요합니다. 우선, 이 기본을 기억하시기 바랍니다.

장을 보살피면 자율신경이 치유된다

장은 '장관신경'이라고 불리는 자율신경이 에워싸고 있습니다. 장과 자율신경은 끊으려야 끊을 수 없는 관계입니다. 요즘은 자율신경이 망가지는 사람의 수가 늘어나고 있기 때문에 민저 자율신경에 대해서 설명하겠습니다.

인간은 자고 있는 동안에도 심장이 움직이고, 그 밖의 장기도 움직입니다. 내장과 혈관의 움직임 등 인간이 살아가기 위해 절대적으로 필요한 기능을 365일 24시간 내내 컨트롤하는 시스템이 바로 '자율신경'입니다. 자율신경은 인간의 의식과는 관계없이 자동적으로 절묘한 조정을 합니다.

컨트롤 방법은 두 개의 모드 전환입니다. 온ON에 해당하는 것이 '교감신경'이며, 오프OFF에 해당하는 것이 '부교감신경'입니다. 교감신경은 활발한 움직임이 필요할 때나 긴장하고 있을 때, 스트레스를 받을 때의 모드입니다. 그에 반해 부교감신경은 휴식하고 있을 때, 편안할 때의 모드입니다.

이러한 전환은 지금까지 전기 스위치를 온/오프 하거나 시소가 오르내리는 것과 같은 이미지로 설명되는 경우가 많았습니다. 그도 그럴 것이, 아침부터 낮까지는 교감신경이 우위에 서고, 저녁부터 밤에 걸쳐서는 부교감신경이 우위가 되는 경향이 있기 때문에 스위치처럼 전환된다는 생각을 가졌던 것은 당연할지도 모릅니다. 하지만 근래에 들어 자율신경의 작용을 측정기기로 측정할 수 있게 되자, 반드시 그렇지만은 않다는 것이 밝혀졌습니다. 측정 결과로 볼 때, 긴장하고 있을 때나 이완된 상태일 때 모두 교감신경과 부교감신경의 레벨이 함께 조금씩 변동하고 있다는 것을 알게 된 것입니다. 다시 말해, 시소처럼 이쪽저쪽으로 전환되는 것이 아니라, 다음 4가지 패턴 중 한 가지 상태가 된다는 것이 밝혀졌습니다.

① 교감신경, 부교감신경 모두 높다.
② 교감신경은 높고 부교감신경이 극단적으로 낮다.
③ 교감신경이 낮고 부교감신경이 극단적으로 높다.
④ 교감신경, 부교감신경 모두 낮다.

이 중에서 하이 퍼포먼스를 기대할 수 있는 것은 어느 상태라고 생각하십니까? 정답은 1번, '교감신경, 부교감신경 모두 높은 상태'입니다. 이것은 하루 종일 시간대마다 긴장과 이완의 균형이 잡혀있을 뿐 아니라 집중하고 있을 때에도 긴장과 이완을 조금씩 전환하면서 각성된 상태를 장시간 유지할 수 있는 상태라는 증거입니다. 자동차에 비유하자면 최고 스피드와 가속력이 모두 뛰어난 고성능 엔진이 있고 동시에 급

감속할 수 있는 고성능 브레이크가 있는 셈입니다. 이러한 균형이 갖추어져 있으면, 저속으로 주행하는 코너와 고속으로 달리는 직선이 반복되는 어려운 코스에서도 자유자재로 달릴 수 있습니다. 1번의 상태는 이것과 닮아 있습니다.

그러나 그와 같은 이상적인 균형을 유지하는 사람은 그렇게 많지 않습니다. 현대인의 대다수는 2번, '교감신경이 높고, 부교감신경이 극단적으로 낮은' 상태라고 합니다. '교감신경 과긴장형'이라는 사람도 있습니다. 남성은 30대부터, 여성은 40대부터 부교감신경의 작용이 급강하하는데, 이것은 업무나 가정환경으로 인해 강한 스트레스를 받을 시기에 시간차가 있기 때문으로 여겨지고 있습니다. 그것이 그대로 남녀의 평균수명에 약 10세의 차이로 나타난다는 설도 있습니다.

또한 3번, '교감신경이 낮고, 부교감신경이 극단적으로 높은' 상태는 알레르기성 비염이나 기관지 천식 등의 알레르기 질환, 관절 류머티즘이나 궤양성 대장염 등의 자기면역질환, 그리고 우울증 등의 정신질환에 걸리기 쉬운 상태라고 할 수 있습니다. 그리고 4번, '교감신경, 부교감신경 모두 낮은' 상태에서는 매우 피로하기 쉽고, 의욕이 없는 상태가 되기 쉽습니다.

지금 많은 직장인들이 짧은 시간에 큰 성과를 내기를 원하는데 그러기 위해서는 능력을 향상시키고 집중력과 지속력을 마음대로 사용할 수 있어야 합니다. 하지만 그것은 매우 피곤한 일입니다.

체력, 노력, 근성이 있으면 가능할 수도 있다고 생각하는 분도 계실 것입니다. 하지만 체력의 한계를 근성으로 뛰어넘으려 하면 몸에 무리가 생기기 마련입니다. 오래 못 가서 몸과 마음이 비명을 지르게 되기 쉽습니다. 집중력이나 의욕에도 자율신경의 균형이 깊게 관여합니다. 무턱대고 근성에 의지하기 전에, 먼저 자율신경의 구조를 올바르게 이해하고 균형을 잡는 것이 중요합니다.

가장 이상적인 '교감신경, 부교감신경 모두 높은' 상태는 다른 사람에게도 전염됩니다.

"저 사람 덕분에 부서 전체의 분위기가 좋아졌고 인간관계도 원활해졌다"

이렇게 알려지는 사람은 리더십이 있는 사람, '인플루언서'라고 불리는 영향력이 강한 사람, 또는 '치유계'로 불리는 사람 등 여러 가지 유형이 있습니다만, 여러분 주위에도 딱딱한 분위기를 부드럽게 하고, 밝고 긍정적인 공기를 만들어내는 사람이 있을 것입니다. 어쩌면 당신 자신이 그럴 수도 있겠군요. 그러한 사람은 예외 없이 자율신경 밸런스가 훌륭합니다. 그것은 보틀넥을 만들지 않는 생활방식이라고도 할 수 있을 것입니다.

보틀넥이 있으면 반드시 어딘가 왜곡(스트레스)이 생깁니다. 인간관계의 왜곡으로 인해 커뮤니케이션 에러가 발생하기 쉽고, 집중력의 결여로 인해 실수가 늘

어나게 됩니다. 그러나 이상적인 자율신경 밸런스를
가진 사람이 한 명 있으면, 인간관계의 막힌 부분을
뚫고 업무의 흐름을 좋게 합니다.

자율신경과 장의 진짜 관계

'교감신경 과긴장형'의 경향이 강해진 시대에 어떻게 하면 부교감신경의 작용을 향상시키고, 장에 이상적인 자율신경 균형을 만들 수 있을까요?

이때 착안하셔야 할 것은 교감신경 우위일 때, 부교감신경 우위일 때의 장기의 움직임에 차이가 있다는 것입니다. 예를 들면 긴장감이 높아지는 때 이른바 스트레스 반응 시에는 교감신경이 우위입니다. 그러면 심박 수가 많아지고 혈압이 오릅니다. 이것은 전신에 많은 효소를 보내서 전투태세를 갖추고 있기 때문입니다. 이때 위장의 활동은 정지됩니다. 싸움을 준비하는 상황이기 때문에 모든 에너지를 전투에 집중할 필요가 있기 때문입니다. 음식을 소화, 흡수하려면 커다란 에너지가 소비되므로 위장의 소화, 흡수 활동은 정지되는 것이죠.

긴장상태가 끝나고 이완된 상태가 되면 부교감 신경 우위 상태로 바뀝니다. 그러면 심박 수가 적어지고, 혈압이 내려가며, 위장은 활동을 활발하게 합니다. 긴장 상태일 때는 위가 활동하지 않고 막힌 상태였지만 이완 상태가 되면 장이 수축과 이완을 반복하는 연동운동을 재개하며 소화 흡수를 하는 것입니다.

다시 말해, 장은 스트레스 상태일 때에는 동작을 멈춰 버립니다. 너무 심한 스트레스 상태나 긴장 상태가 오랫동안 계속되면, 장은 본래의 활동을 할 수 없으며 변비나 설사 등의 이상이 오게 됩니다.

그러면 발상의 전환을 해보겠습니다. '스트레스 → 교감신경 우위 → 소화 트러블'이라는 연쇄 반응이 있다면, '속이 편안함 → 부교감신경 우위 → 이완'이라는 반대의 연쇄반응도 성립할 것입니다. 그러므로 장에 좋은 것은 자율신경 균형을 좋게 하고 스트레스 상태를 완화시킬 수 있는 것입니다. 이 책에서는 그것을 '장활'이라고 부릅니다. 장활의 구체적인 방법은 제2장 이후에 소개하겠습니다만, 여기서는 장활을 할 때 의식해야 할 포인트로서 장이 가지고 있는 두 가지 능력을 말씀드리겠습니다.

먼저, 보틀넥을 해결하는 연동의 힘입니다. 장의 움직임은 위와 가까운 쪽에서는 조이고, 반대쪽인 항문 쪽에서는 느슨하게 하여 내용물을 위 쪽에서 항문 쪽으로 이동시킵니다. 이것을 천천히 파동처럼 전달하면 음식이 항문 쪽으로 전달되게 됩니다. 이렇게 장은 꾸준하게 보틀넥을 해소시키는 것입니다.

업무로 인해 보틀넥이 발생했을 때를 떠올려 보시길 바랍니다. 풀리지 않는 문제를 해소하는 최선책은 차근차근 꾸준한 노력을 거듭하여 약간씩이라도 앞으로 전진하는 것밖에는 없습니다. 그러다 보면 마침내 근본적 해결책이 생기기도 합니다. 장은 그것을 알고 있기라도 한 듯이 꾸준한 연동을 반복합니다.

장의 또 하나의 능력은 '자연과의 공생력'입니다. 장 속에는 '꽃밭(플로라)'이라고 불리는 세균의 생태계가 펼쳐지고 있으며, 인간과 공생관계에 있습니다. 우리들은 세균이라는 대자연의 힘을 활용하고 있는 것입니다.

관상어를 사육해 본 일이 있으신 분이라면 물고기가 살기 좋은 수조에는 수질을 정화하는 세균(박테리아)이 공존하고 있다는 것을 아실 깃입니다. 장 속도 완전히 같습니다. 뇌는 그것을 완전히 잊어버리고는 제균하려고 하지만 장은 인류가 건강하게 살아가기 위해서는 세균과의 공생이 꼭 필요하다는 것을 알고 있습니다. 아무리 문명이 진보해도 인간 또한 동물이기 때문에 자연과 공생하지 않으면 살 수가 없는 것입니다.

멘탈 트러블도 예방하는 장의 힘

현대의 회사원들은 우울증, 수면장애, 패닉장애, 강박성 장애(결벽증)와 같은 정신 질환이 있습니다. 그 메커니즘은 아직도 모르는 부분이 많지만 역시 자율신경의 균형이 무너지는 것이 큰 원인 중 하나로 여겨지고 있습니다. 교감신경이 극도 우위가 됨으로써 '세로토닌' 분비가 부족하게 되고 그것이 정신질환의 위험을 크게 한다는 설이 유력합니다.

세로토닌이란 신경전달물질 중 하나로 '행복 호르몬'이라는 별명으로도 알려져 있습니다. 마음을 편안하게 하고 이성적으로 만드는 작용이 있습니다. 세로토닌이 부족하면 신경질적으로 변한다고 알려져 있습니다.

한 명의 인간에게는 약 10mg의 세로토닌이 존재하는데 그중 약 90%가 장에 집중되어 있으며, 약 8%가 혈액 중에 있습니다. 그리고 뇌의 중추신경에 있는 것은 나머지 약 2%에 지나지 않는데 그것이 정신 상태에 직접 관여하는 것으로 알려져 있습니다.

뇌에 있는 세로토닌은 뇌에서 만들어지는데 장의 활동과도 밀접한 관계가 있습니다. 예를 들면 세로토닌의 재료인 트립토판은 장이 단백질을 분해함으로써 만들어집니다. 뇌의 세로토닌은 그것을 활용하는 것입니다.

또한 뇌에서 세로토닌을 만들기 위해서는 장내 세균의 힘을 빌려야 합니다. 트립토판으로부터 세로토닌을 합성하기 위해서는 재료로서 다양한 비타민류가 필요한데, 그것들은 장내 세균이 만들고 있습니다. 비타민은 생존에 필수불가결한 물질인데, 인간은 체내에서 비타민을 합성할 수가 없습니다. 공생관계에 있는 장내 세균이 비타민 B군이나 비타민 K 등을 합성해 주는 것입니다. 다시 말해, 장내 세균이 활발하게 활동할 수 있도록 장내 환경을 갖추어서 세로토닌 부족을 예방할 수 있으며, 멘탈 트러블 예방에도 도움이 되는 것입니다.

책임감이 강하고 완벽주의인 사람은 정신의 균형을 깨뜨리기 쉬운 경향을 지니는데, 그것은 '뇌로 지나친 생각을 하기 때문'이라고 생각합니다. 느긋한 기분으로 장이 편안한 삶을 살기 위해서는 장에서 활동하는 잡다한 세균에 관심을 갖는 것도 필요하지 않을까요.

직장인을 괴롭히는 장 트러블

최근에 '과민성 장 증후군IBS'으로 고생하는 직장인이 급증하고 있습니다. 이것은 스트레스로 인해 생기는 변비나 설사, 복통 등의 증상을 말합니다. 크게 나누면 ① 설사형 ② 변비형 ③ 설사와 변비를 번갈아 반복하는 교체형의 3가지가 있습니다. 스트레스와 정신적 문제로 인한 배변 트러블이라는 공통점은 있으나, 증상의 패턴은 각각 미묘하게 다릅니다.

남성들에게 자주 보여지는 증상은 설사형입니다. 중요한 프레젠테이션을 앞두고 있을 때처럼 압박감을 느끼면 배가 더부룩해지거나 출근 전철 속에서 복통으로 도중하차하여 화장실로 뛰어가는 등 사회생활에 지장을 초래하는 수준이 되는 경우도 있습니다. 여성들에게 자주 보여지는 변비형도 마찬가지입니다. 갑자기 복통이 오거나 배변이 안 되서 고통 받기도 합니다. 교체형의 경우에는 심적 부담감을 느끼면 변비가 되고, 부교감신경이 작동하면 설사가 되는 것을 반복하므로 매우 괴로운 상태가 지속됩니다.

여기에 '다시 배가 아플지도 모른다'는 자신의 건강에 대한 걱정이 겹쳐서 불안이 불안을 부르는 악순환으로 이어지기 쉽습니다. 과민성 장 증후군은 정신적 질환, 예를 들면 우울증이나 수면 장애 등의 원인이 되기도 하므로 주의할 필요가 있습니다.

옛날부터 스트레스 때문에 설사나 변비가 일어나기 쉽다는 것은 알려져 있었으나, 지금은 일방통행이 아니라는 것이 밝혀졌습니다. 다시 말해, 장내 환경의 악화가 먼저고, 그것이 정신에 영향을 끼쳐서 악순환에 빠지는 경우도 있다는 것입니다.

캐나다 맥매스터 대학의 스테판 콜린즈 교수가 매

우 흥미로운 발표를 했습니다. '적극적인 마우스(실험용 생쥐)'와 '소극적인 마우스'의 장내 세균을 서로 맞바꿔 줬더니, 양자의 성격이 뒤바뀌었다는 것입니다. 또한 네덜란드의 연구 그룹은 사람의 경우에도 장내 세균을 바꾸는 것이 변비를 일으키는 감염증 환자의 90%에서 개선 효과를 보였다고 발표했습니다.

이러한 실험 결과를 통해 반드시 정신적 원인으로 인해 장의 트러블이 생긴다는 일방적인 생각이 사라졌습니다. 오히려 장내 플로라가 인간의 정신에 영향을 끼칠 가능성을 고려할 필요가 생긴 것입니다.

장의 활성화로 하이 퍼포먼스를!

뇌와 장은 상호적인 관계입니다. 어느 한쪽이 한 쪽에게 일방적인 영향력을 행사하는 것이 아니라 서로 주고받으며 순환적인 관계를 유지합니다. 이러한 관련성을 '뇌장순환'이라고 부르게 되었습니다. 그렇다면 악순환을 끊고 선순환을 만들어내기 위해서는 어디서부터 손을 써야 할까요? 다양한 방법들이 있습니다만, 제 생각은 이렇습니다.

먼저 장내 환경을 좋게 만드는 것부터 시작합시다. 그 다음에 장내 환경이 좋은 상태를 유지할 수 있도록 장을 최우선으로 하는 생활습관으로 바꿉시다. 그것이 전부라고 해도 과언이 아닙니다.

'인간의 사고, 성격은 좀처럼 바뀌지 않는다'고 흔히 말합니다. '세 살 버릇 여든까지'라고 하는 것처럼 인격의 기본적인 부분은 어릴 적에 결정되기도 하는 것 같습니다. 사실 장내 세균의 구성, 장내 플로라도 태어나서 얼마 안 되는 기간에 기본적인 부분이 결정된다고 합니다. 장내 세균의 종류나 구성비는 그 이후 어떤 식생활을 하는가에 따라서도 크게 변하지 않는다는 것이 연구 결과 밝혀졌기 때문입니다.

다만, 세균의 점유율이 변하지 않아도 움직임은 변화합니다. 전체의 7할을 차지하는 중립균이 유익균의 편을 들 것인가, 유해균의 편을 들 것인가는 생활방식에 따라 달라집니다. 그렇기 때문에 제가 생각하는 성격에 대한 관점은 일반적인 것과는 조금 다릅니다. 사람의 성격을 좀처럼 바꿀 수 없는 것이 아니라, '사람은 좀처럼 장내 환경을 바꾸려고 하지 않는다'라고 하는 게 맞다고 생각합니다.

장내 플로라를 바꾸고 유익균이 위력을 발휘할 수

있도록 바꾸면 됩니다. 그 결과 심신이 건강해지고 자신감이 생기며, 사고방식이나 성격도 긍정적으로 바뀌어갑니다. 다시 말해, 성격이나 행동 패턴은 장내 플로라에 따라 어느 정도 바꿀 수 있는 것입니다.

저는 지금까지 장에 트러블이 생긴 환자분들을 많이 진찰해 왔습니다. 장의 트러블을 개선함으로써 삶의 방식이 바뀐 사례를 수없이 보아왔습니다. 그렇기 때문에 자신 있게 말씀드릴 수 있습니다.

먼저 '장활'부터 시작합시다. 그것이 당신의 심신을 건강하게 하고, 삶의 방식을 바꿀 것입니다. 이상적인 체형과 업무 퍼포먼스도 반드시 실현할 수 있을 것입니다.

건강한 장은 전신을 건강하게 한다

　　장은 전신에 에너지원이 되고 신체를 만드는 원재료를 보내는 '신체의 근간'이라고 할 수 있는 장기라는 점을 이해하셨으리라 생각합니다. 장이 건강해지고 움직임이 활발해지면, 몸은 점점 더 건강해집니다. 예를 들면 다음과 같은 질병의 위험도 감소시킬 수 있습니다.

불면: 장이 정상적으로 작동하면 수면을 촉진시키는 '멜라토닌'이 원활하게 분비되기 때문에 수면의 질이 향상됩니다. 또한 자율신경의 균형이 정비되어 충분한 휴식을 취할 수 있게 됩니다.

꽃가루 알레르기: 장에는 면역세포 중 약 6~7할이 존재합니다. 장내 환경이 좋아지면 면역 시스템이 정상적으로 작동하고, 자율신경의 밸런스가 개선되기 때문에 알레르기 증상도 쉽게 생기지 않게 됩니다.

냉증: 변비가 되면 변이 장내 혈관을 압박하여 혈류가 나빠집니다. 혈류의 보틀넥은 냉증의 중요한 원인이 됩니다. 장의 상태가 좋아지면 혈류가 좋아지고 그 결과 손발의 냉증이 개선됩니다.

대장암 위험: 변비 등이 원인이 되어 장이 염증을 일으키면 암세포가 만들어질 가능성이 높아집니다. 장을 정비하는 것은 대장암 위험을 경감시키는 것으로 이어집니다.

피부 트러블, 탈모: 장의 상태가 양호하면 질 좋은 깨끗한 혈액이 전신의 세포에 공급되어 피부 트러블이 개선됩니다. 안색은 물론, 기미, 주름, 다크서클, 각질도 호전됩니다. 또한 피부뿐만 아니라 피부의 일종인 두발의 상태도 개선되며, 탈모가 줄고 윤택한 머릿결이 됩니다.

장이 올바르게 활동한다는 것은 자율신경의 균형이 잡힌다는 것을 의미합니다. 그렇게 되면 심신의 보틀넥이 서서히 해소되어 갈 것입니다. 혈류가 나빠지거나 스트레스로 인한 증상, 예를 들면 두통, 요통, 어깨결림, 냉증이나 신경질적인 성격, 우울, 불안정한 상태 등도 개선됩니다. 좋은 쪽으로 진행되기 시작하면 몸도 마음도 가벼워지고, 지나친 식욕도 억제됩니다.

자율신경은 인간이 의식하지 않는 곳에서 몸을 컨트롤합니다. 거꾸로 말하자면 인간이 의지나 행동으로 직접 자율신경의 작용을 컨트롤하는 것은 어렵다는 것입니다. 그러니까 장과 자율신경의 끊으려야 끊을 수 없는 관계를 이용해야 하는 것입니다. 다시 말해, 장에 좋은 생활습관을 지속하다보면, 자연스레 자율신경의 균형이 잡힌다는 것입니다.

그렇다면 여러분이 특히 신경 쓰는 다이어트는 어떨까요? 제2장부터 구체적으로 '장활'에 대한 제안을 드리겠습니다.

제2장

인생을 바꾸는
'아침에만 장활 다이어트'

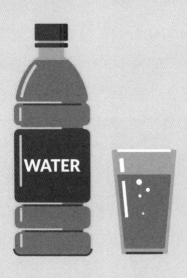

장은 당신을 배신하지 않는다

이 장은 여러분께서 '장활 다이어트'를 체험하시도록 하는 것을 목적으로 합니다. 기본적으로 장활이란 장을 최우선으로 생각하는 생활을 말하는 것이라고 생각하시면 됩니다. 취업 활동, 결혼 활동, 임신 활동 등 인생의 중요 시기마다 그에 맞는 활동이 많지만, 저는 이 '장활'이야말로 인생을 바꾸는 것이라고 굳게 믿습니다. 왜냐하면, 제1장에서 말씀드린 바와 같이 인생의 다양한 문제를 해소하는 방법을 장이 알고 있기 때문입니다.

장은 영양분을 소화, 흡수하고, 변을 만드는 장기라고 생각하시는 분이 많으리라 생각합니다. 틀린 생각

은 아니지만, 그것만이 아니라고 말씀드렸습니다. 혈
액에 포함되는 호르몬을 포함한 성분들 그리고 인체
를 구성하는 모든 세포의 질과 양은 장의 작용에 따라
좌우됩니다. 장은 몸을 만드는 성분을 흡수하는 장기
이기 때문입니다.

특히, 장과 장내 플로라의 상태가 나쁘면 그로부
터 만들어지는 혈액은 혼탁하고 질이 나쁜 상태가 됩
니다. 거꾸로 장의 상태가 양호하면 깨끗한 양질의 혈
액이 전신의 세포에 공급됩니다. 그중에는 제1장에서
소개한 '천연 다이어트 물질'인 단쇄지방산도 포함되
어 있는데, 혈액의 질이 여기에서도 매우 중요합니다.

또한 혈행이 좋아짐으로써 대사가 상승하고, 몸에
여러 가지 좋은 작용을 합니다. 이는 특히 체중 증감
에 즉각적으로 반영됩니다. 우선, 에너지가 제대로 연
소되어 지방이 축적되지 않습니다. 그리고 에너지가
효과적으로 연소되기 때문에 살이 찌기 힘든 체질이
되고, 전신이 상쾌하고 가벼워지는 것입니다. 반대로

살이 안 붙어서 고민인 분들도 균형 잡힌 몸으로 바뀌게 되고 보다 건강한 몸을 기대할 수 있게 됩니다.

저는 매일 변비 외래 환자분들을 진료하고 있습니다만, 장의 활동을 개선시킴으로써 자연스럽게 3~5kg을 감량하신 경우도 흔히 봅니다. 지금, 당신은 어떤 사람으로 변하고 싶습니까? 먼저 원하는 모습을 그려봅시다. 그리고 이상에 다가가기 위한 과정을 즐기시기 바랍니다. 장은 당신을 배신하지 않습니다.

'아침에만 장활 다이어트' 4스텝을 시작하자

드디어 '장활 다이어트'를 시작할 때입니다. 아침에 4가지를 실천하는 것만으로 나날이 장이 아름다워지고 체형이 바뀌어 갑니다. 먼저 2주간 지속하는 것이 목표입니다. 2주 후 분명히 새로운 자신을 만날 수 있을 것입니다.

◆ '아침에만 장활 다이어트' 4스텝

(1) 컵 한 잔의 물을 마신다

기상 후에 섭취한 수분은 위로 보내지고, 위의 무게로 인해 장이 자극되어 연동운동이 활발해집니다. 변이 직장 쪽으로 보내지고, 자연스럽게 배변이 됩니다.

(2) 장에 좋은 아침식사를 먹는다

아침식사가 체내 시계를 리셋합니다. 물론 장내 환경을 정비하는 것도 큰 목적. 요구르트 유산균과 무를 갈아 넣은 식이섬유로 장내 환경을 최고의 상태로 만듭시다. 벌꿀을 가미해서 드시면 효과는 더욱 좋습니다.

(3) 아마니유를 큰 수저로 하나 마신다

변비 해소에는 적절한 기름 섭취가 필요합니다. 변통을 좋게 하는 윤활유 역할을 하며, 쉽게 배변할 수 있는 상태로 만들어줍니다. 아마니유 큰 수저 하나는 올리브유 큰 수저 두 개로 대용해도 괜찮습니다.

(4) 장활 스트레칭

쾌변을 실현하려면, 장의 연동운동을 촉진하는 스트레칭이나 변이 뭉치기 쉬운 포인트를 자극하는 마사지가 효과적입니다.

4가지 장활 방법은 모두 곧바로 실천할 수 있는 것이지만, 완벽하게 하려고 강박증을 가질 필요는 전혀 없습니다. 오히려 그런 부담감이 스트레스가 되어버릴 수 있고 역효과일 수밖에 없습니다. 가벼운 마음으로 해보는 것이 중요합니다. 먼저 하기 쉬운 것을 하나씩 해보는 것부터 시작해도 무관합니다. 그것만으로도 2주 만에 효과를 실감할 수 있을 것입니다. 장이 바뀌면 몸도 마음도 아름답고 건강하게 바뀌어 갈 것입니다.

왜 '장활'은 '아침에만' 하면 되는가?

    장활 다이어트의 시작으로 '아침에만' 하는 4가지 방법을 설정한 이유는 아침형의 규칙적인 생활이야말로 장활의 첫걸음이기 때문입니다. 장내 환경을 개선하는 비결은 자율신경의 균형을 맞추는 것입니다. 원래 장의 움직임은 자율신경이 컨트롤합니다. 자율신경의 균형이 흐트러지면 장의 움직임이 나빠지고, 변비 등 다양한 트러블이 생깁니다.

    스위치를 켜는 교감신경과 스위치를 끄는 부교감신경은 하루 종일 리듬에 맞춰 움직입니다. 밤늦게까지 잠을 자지 않거나, 아침을 나태하게 보내면 스위치의 전환이 원활하게 되지 않고, 균형을 깨뜨리는 원인이

됩니다. 아침형의 규칙적인 생활이 장활을 위한 대전
제입니다.

또 하나의 포인트는 '체내 시계의 리셋'입니다. 인
간의 몸에는 시간의 흐름을 관리하고 신진대사나 호
르몬 분비 등을 하는 체내 시계 기능이 갖추어져 있습
니다. 이 기능이 제대로 작동하지 않으면 자율신경의
움직임이 흐트러지게 됩니다. 그것이 장의 움직임을
정체시키는 원인이 되는 것입니다.

체내 시계를 정확하게 작동시키는 비결은 아침 습
관에 응축되어 있습니다. 해야 할 일은 매우 심플합
니다. 하나는 아침 햇볕을 쬘 것. 다른 하나는 아침을
먹을 것. 단지 이것뿐입니다.

체내 시계를 관리하는 것은 세포 하나하나에 들
어 있는 '시계 유전자'라는 것입니다. 하지만 이 시계
는 정확하게 24시간이 아니라 미묘하게 오차가 있습
니다. 그래서 아침 햇볕을 쬐는 것, 그리고 아침 식사
를 먹는 것으로 이 오차를 조정할 수 있는 것입니다.

체내 시계가 정확해지면, 밤에는 장을 움직이는 부교감신경이 착실하게 작용하기 때문에 소화활동도 활발해집니다. 그렇게 되면 수면 중에 변이 만들어지기 때문에 다음날 아침에 자연스럽게 변이 마렵게 됩니다. 물론 수면의 질이 향상되는 등, 모든 것이 선순환을 시작합니다.

이처럼, 아침을 어떻게 보내는가가 장의 건강을 손에 넣는 포인트인 것입니다. 장활 다이어트 4가지 방법에 대하여 다음 페이지부터 자세하게 소개하겠습니다. 심신의 건강을 '선순환'에 밑기고 건강한 몸을 만드시길 바랍니다. 평생 동안 건강한 장을 손에 넣고 살이 찌지 않는 체질로 바꾸어 갑시다.

STEP 1: 컵 한 잔의 물을 마신다

아침에 눈을 뜨면 먼저 컵 한 잔의 물을 마십시다. 잠자고 있던 당신의 장을 깨워줍니다. 장은 수면 중에 소화, 흡수를 마치고, 아침이 될 무렵에는 거의 움직이지 않습니다. 아침에 물을 한 잔 마시면 장이 눈을 뜨게 됩니다.

그렇다고 해서 직접 장에 수분을 공급해서 깨우는 것은 아닙니다. 위장에 물의 무게가 더해지면 위장이 내려앉게 되고, 그 밑에 있는 대장의 상부를 자극합니다. 이렇게 되면 연동운동이 활발해지고 원활한 배변으로 이어지는 것입니다.

포인트는 단숨에 마시는 것! 단숨에 마시는 것이 장

에 자극을 주기 쉽습니다. 단숨에 마실 수 있다면 차거나 따뜻하거나 무관합니다. 다만, 몸을 차갑게 하고 싶지 않은 분께서는 상온이나 미지근한 물이 좋습니다. 물이 장에 도달하면 변을 부드럽게 해주는 효과도 있기 때문에 변비의 원인 중 하나인 수분 부족을 해소할 수 있다는 이점도 있습니다.

장은 소장, 대장을 합쳐서 7m 이상이나 됩니다. 연동운동이 약해지면 음식물의 진행이 느려지게 되고, 그동안에 장벽이 수분을 흡수하여 변이 딱딱해지게 됩니다. 수분이 부족한 변은 배출하기 어렵기 때문에 변비가 되는 것입니다. 그러므로 아침뿐 아니라, 식사 전에는 한 잔의 물을 마시는 것이 좋습니다.

장에 있어서 활발한 연동운동은 매우 중요합니다. 장이 움직이지 않게 되면, 장내 흐름이 멈추기 때문입니다. 이른바 '숙변'이 뭉치게 되고 변의 부패가 진행됩니다. 그런 상태가 되면 장내의 중립균들이 유해균 쪽에 가세하여 장내 환경은 악화 일변도가 됩니다.

변비가 되면 배가 팽창해서 괴로워집니다. 중증 변비로 고생하다가 설사약 등을 복용하는 분도 계실지 모릅니다. 하지만 약으로 변을 배출하는 것은 되도록 피하시는 것이 좋습니다. 왜냐하면, 약으로 강제적으로 장을 자극하게 되면, 강제 없이는 장이 '움직이지 않아도 좋다'며 게으름을 피우게 될 수도 있기 때문입니다. 설사약에 의존하지 않는 장을 만들기 위해서는 자연스러운 연동운동을 일으킬 필요가 있습니다. 먼저 약을 마시지 않는 날을 늘려가도록 신경 씁시다.

STEP 2: 장에 좋은 아침식사를 한다

아침식사는 시계유전자를 리셋시킬 뿐만 아니라, 자율신경 스위치를 누르는 역할도 합니다. 식사를 함으로써 부교감신경 우위 상태인 '휴식 모드'가 아침의 '활동 모드'로 전환됩니다. 또한 자율신경의 전환이 정확해지면, 장의 연동운동이 활발해지고, 자연스럽게 배변이 촉진됩니다. '아침을 거르면 점심식사 후의 혈당상승을 초래한다'는 연구 발표도 있습니다. 건강에 좋은 것으로 증명되었기 때문에 아침식사는 반드시 하도록 합시다.

만약 아침식사 습관이 없다면 처음에는 무리하지 말고 습관을 만드는 것부터 시작합시다. 우선 바나나

하나만으로도 좋습니다. 익숙해지면 더 많은 양을 먹고 싶어질 것입니다. 다만, 기왕 먹는다면 되도록 장내 플로라를 아름답게 할 수 있는 것을 드시기 바랍니다. 그래서 제가 특히 권하는 것이 '간 무+요구르트+벌꿀'입니다. 요구르트 200g에 간 무 2큰술, 벌꿀 2큰술입니다. 이 조합이 장내 세포에는 매우 좋습니다.

장내세포의 수는 분류에 따라 다르지만, 200종류 이상, 100조 개 이상으로 알려져 있습니다. 그 비율은 대략 유익균 2 : 유해균 1 : 중립균 7이라고 말씀드렸습니다. 하지만, 장내에 보틀넥이 발생하여 변비 등으로 장내 부패가 진행되면 중립균이 유해균 편에 가담하여 장내환경은 점점 더 악화되어 갑니다.

건강한 장을 위해서는 최대세력인 중립균을 내 편으로 만들어서 장 속을 유익균 우세로 만드는 것이 중요합니다. 요구르트에 함유된 유산균인 비피더스균에는 장내 플로라를 정비하는 효과가 있습니다. 위를 거쳐서 장까지 도달한 유산균이나 비피더스균은 장 속에 머무르거나 유익균의 먹이가 되는 등 변비나 설사 개선에도 효과적입니다.

또한 간 무는 수용성 식이섬유가 많이 함유되어 있습니다. 식이섬유는 원활한 배변을 위해서 필수 불가결한 영양소입니다. 왜냐하면, 변의 형태를 만들고 변의 원료가 되는 것은 식이섬유뿐이기 때문입니다.

변은 '모든 음식의 찌꺼기'라고 생각하시는 분이 많으시리라 생각합니다. 하지만 실제로는 그렇지 않습니다. 사실 변의 60~80%는 수분이며 나머지 고형물은 음식물 찌꺼기가 3분의 1, 살아있는 장내 세균이 3분의 1, 그리고 장 점막에서 떨어져 나온 세포가 3분의 1로 구성되어 있습니다.

식이섬유는 물에 녹지 않는 불용성과 물에 녹는 수용성의 2종류가 있습니다. 변의 재료가 되는 것이 불용성 식이섬유이며, 거기에 수분이나 장내 세균, 떨어져 나온 장 점막 등이 흡착되어 변의 부피가 증가합니다. 그리고 장을 기분 좋게 자극하여 연동운동을 활발하게 만듭니다. 한편, 수용성 식이섬유는 물을 머금으면 젤 상태가 되어 변의 수분량을 늘리고 부드럽게 만듭니다. 또한 유익균의 먹이가 되기 때문에 결과적으로 장 속을 정비하는 효과도 있습니다.

식이섬유가 들어 있는 식품은 불용성 섬유와 수용성 섬유를 모두 포함하고 있지만 대부분은 불용성이 중심입니다. 그렇기 때문에 식이섬유를 적극적으로 섭취해서 변비를 개선하고자 해도, 오히려 증상이 악화되는 경우가 있습니다. 그 이유는 불용성 식이섬유만 섭취하면 장 속에 응고된 변의 수분을 빼앗아서 변이 배출되기 힘들어지기 때문입니다. 변비가 잦은 사람은 가능한 한 의식적으로 수용성 식이섬유를 섭취하여 변을 부드럽게 하는 것이 중요합니다.

이러한 신체의 구조를 감안한 결과 권장하는 식품이 간 무입니다. 무는 수용성 식이섬유로서의 작용이 크고, 소화효소인 아밀라아제가 함유되어 있기 때문에 장내 환경 정비에 공헌합니다. 또한 벌꿀은 여러 가지 비타민, 미네랄을 함유한 영양가 높은 식품으로 알려져 있습니다. 그중에서도 올리고당은 장내 유익균의 먹이가 되는 것으로 알려져 있습니다. 벌꿀은 단맛 때문에 '살찌는 식품'이라고 생각하기 쉽지만, 반드시 그렇지는 않습니다. 벌꿀의 당분은 요구르트와 간 무를 섞어서 섭취하면 아밀라아제의 작용이 더해져서 지방으로 축적되기 힘들게 되고, 장으로 이동하여 유익균의 먹이가 됩니다.

'요구르트에 간 무와 벌꿀'이라면 어떤 맛일까 궁금하신 분도 계실 겁니다만, 벌꿀이 들어 있기 때문에 마치 요구르트에 사과를 갈아 넣은 것과 같은 식감으로 맛이 있다는 평가를 받고 있습니다.

TBS계열의 〈나카이 마사히로의 금요일 스마일〉이라는 방송에서 제가 '장활 다이어트'를 소개했을 때에는 큰 호응을 받았습니다. 하지만 매일 아침 같은 메뉴가 질리는 분도 계실 겁니다. 건강한 장을 만들면서도 다양한 메뉴를 즐길 수 있다면 더할 나위 없겠죠. 이럴 때도 역시 의식적으로 섭취해야 할 것은 발효식품과 식이섬유입니다. 발효식품 속에는 다양한 세균이 살고 있으며, 그것이 장에 도달하면 장내 플로라에 좋은 영향을 끼칩니다. 장내 세균 중 상당수는 증식하여 변으로 배출됩니다. 권장 메뉴 이외에도 장에 좋은 식품은 많습니다. 몇 가지 소개해 드리겠습니다.

◆ 발효식품

치즈는 가공된 프로세스 치즈보다 내추럴 치즈가 유산균 작용이 활발합니다. 마찬가지로 버터는 크림을 발효시킨 발효버터가 유산균을 많이 함유하고 있습니다. 낫또에 함유된 낫또균은 유익균이 우세인 장내환경을 만들어 줍니다. 또한, 대두는 식이섬유가 풍부하며, 이소플라본이라는 미용, 건강성분도 함유하고 있습니다. 된장은 유산균과 유익균을 늘리는 멜라노이딘이 함유되어 있기 때문에 뛰어난 정장整腸효과를 기대할 수 있습니다. 바쁜 아침에는 인스턴트 된장국을 한 그릇 마시는 것만으로도 도움이 됩니다. 일본인의 장에 잘 맞는 것은 야채절임에 함유된 유산균인데 위산에 녹지 않으며 장까지 도달하기 쉽다는 특징이 있습니다.

한국의 대표적인 절임 음식인 김치는 새우젓과 같은 동물성 원료도 사용하기 때문에 함유된 유산균도 다양합니다. 역시 한국의 전통주인 막걸리는 유산균이 만들어내는 산미와 탄산이 특징입니다. 식이섬유도 풍부하기 때문에 정장작용이 높은 음료라고 할 수 있습니다.

최근에 인기가 높아지고 있는 감주甘酒도 유산균이 함유된 발효식품입니다. 누룩균 등 살아있는 균이 다양하게 들어 있으며, 식이섬유나 올리고당도 많기 때문에 장내 플로라를 활성화하는 효과가 뛰어납니다.

◆ 수용성 식이섬유

아보카도는 이상적인 비율의 식이섬유가 들어 있을 뿐 아니라 불포화지방산도 많아서 변의 윤활유로서도 효과적입니다. 우엉은 불용성 식이섬유, 수용성 식이섬유 모두 많이 들어있는 우수한 식품입니다. 유익균의 먹이가 되는 올리고당도 들어 있습니다. 강낭콩은 콩류 중에서도 식이섬유의 함유량이 월등하게 많습니다. 불용성 식이섬유가 많은 것이 특징입니다.

오크라(아욱과의 일년초)의 끈적이는 성분은 수용성 식이섬유인 팩틴입니다. 생으로 먹는 것보다 가열하는 것이 팩틴 흡수를 쉽게 합니다. 카로틴이 많이 들어 있는 당근은 식이섬유 함유량도 고구마보다 많습니다. 영양을 통째로 섭취할 수 있는 생주스로 드실 것을 추천합니다.

나메코(버섯의 일종)도 수용성 식이섬유, 불용성 식이섬유 모두 풍부하게 들어있는 식품입니다. 또한, 보리를 롤러로 납작하게 만든 납작보리는 백미와 섞어 밥을 지으면 식이섬유를 보급할 수 있는 훌륭한 식품입니다. 메밀은 주식 중에서도 식이섬유 함유량이 최고 수준입니다.

그 밖에 사과, 키위와 같은 과일, 드라이 프룬 등도 권장합니다.

STEP 3: 아마니유를 큰 수저로 하나 마신다

'기름'은 다이어트에 '절대로 안 좋은 것'이라고 생각하시는 분이 많은 듯합니다. 하지만 기름은 인체에 꼭 필요한 것입니다. 실제로 세포막, 뇌와 신경, 호르몬 등을 만드는 재료입니다. 그리고 변비 해소에도 적정량의 기름 섭취는 불가결합니다. 변이 장에 뭉쳐서 나오기 힘들다고 느껴지면, 큰 수저 하나 분량의 아마니유(또는 큰 수저 2개 분량의 올리브유)를 섭취합시다.

오일이 대장에 도달하면 변을 부드럽게 하며, 장 속에서 윤활유가 되어 배변을 쉽게 할 수 있는 상태로 만들어줍니다. 또한 아마니유나 올리브유는 소장을 자극하여 배변을 촉진하는 작용이 있기 때문에 변비

해소에도 효과가 큽니다.

마시는 타이밍은 아침식사 전! 공복 시에 먹는 편이 보다 효과적으로 장까지 도달합니다. 칼로리를 걱정해서 적은 양만 먹게 되면 위에서 전부 흡수되고 장까지 도달하지 않을 수가 있으므로 주의하십시오.

아마니유는 그대로 섭취하는 것이 가장 좋지만, 기름을 마시는 것이 거북한 분께서는 아침식사 때 샐러드나 요구르트에 뿌려서 섭취하는 방법도 괜찮습니다. 변이 오일로 코팅되어 잘 미끄러지게 되므로 배변 시의 자극이 완화됩니다.

물론 아무 기름이나 괜찮은 것은 아닙니다. 기름에도 적극적으로 섭취해야 할 기름과 그렇지 않은 기름이 있습니다. 피해야 할 기름은 '트랜스 지방산'이라고 불리는 것입니다. 대표적인 것으로 마가린이나 쇼트닝이 있으며, 패스트푸드나 스낵 과자류에 많이 들어 있습니다.

꼭 섭취해야 할 기름은 '오메가 3 지방산'과 '오메가

6 지방산'입니다. 오메가 3 지방산은 등 푸른 생선 등에 많이 함유되어 있는 성분인데 이것이 결핍되면 학습기능에 장애가 오거나 시력이 저하되기도 합니다. 앞서 소개한 아마니유도 오메가 3 지방산의 일종이며, 향기와 맛이 좋습니다. '건강 오일'이라고도 불리며, 지방의 연소를 촉진하는 효과도 있습니다.

이 오메가 3 지방산은 체내에서 만들어지지 않기 때문에 식품으로 섭취해야 합니다. 대용품으로는 비교적 입수하기 쉬운 올리브 오일도 괜찮습니다. 올리브 오일에 들어 있는 오메가 9 지방산도 몸에 좋은 기름입니다.

STEP 4: 장활 스트레칭

    지금까지의 3개의 스텝은 몸 안에 넣는 것에 대한 것입니다. 다시 말해, 몸의 안쪽에서 장에 자극을 주는 것이었습니다. 마지막으로 소개하는 스텝은 몸의 바깥쪽에서 자극을 주어 장을 활성화하는 운동입니다. 안팎의 자극으로 장의 보틀넥이 해소되고 변을 쑥쑥 항문 쪽으로 보낼 수 있게 됩니다.

    소개하고자 하는 운동은 자율신경의 균형을 조절하는 운동과 장에 자극을 주어서 연동운동을 촉진하는 운동입니다. 이러한 운동은 아무 때나 해도 장의 기능을 높이는 효과가 있지만, 배설 시간대인 아침에 하면 더 효과적입니다. 왜냐하면, 잠들어 있던 장을 깨움으로써 기분 좋게 배변할 수 있기 때문입니다. 시간이 없을 때는 다음 중에서 원하는 스트레칭만을 조합하여 하루 3분 정도만 해도 괜찮습니다. 우선 2주 동안은 매일 하시기 바랍니다. 장은 자극을 주면 금방 반응하기 때문에 효과가 매우 큽니다.

〈케이스 1〉 아침에 일어나면 그대로 침대 위에서

기상 직후의 새로운 습관, 간단한 운동으로 장을 깨웁시다.

아침에 일어나면 그대로
침상에서 실시해 주십시오

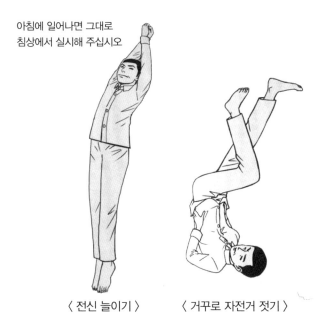

〈 전신 늘이기 〉　　〈 거꾸로 자전거 젓기 〉

(1) 전신 늘이기

바로 누운 자세로 양팔을 머리 위로 뻗고, 머리 위에서 양손을 합장하고 숨을 들이쉬면서 전신을 쭉 늘입니다. 손을 합장하기 힘든 경우에는 손목을 교차시켜서 손등이 마주 닿게 해도 괜찮습니다. 팔꿈치, 등 근육, 무릎, 발목까지 쭉 폅니다. 양쪽 옆구리를 천천히 늘리면 적당한 자극이 장에 가해질 뿐 아니라 자율신경의 균형을 잡는 작용을 합니다.

(2) 거꾸로 자전거 타기

바로 누운 상태에서 하반신을 위로 들어 올리고, 허리에서 등 부분을 양손으로 단단히 지지하면서 무릎에 중심을 두고 양발을 허공에 높이 올립니다. 발을 높이 들어 올린 채로 자전거 페달을 밟듯이 한 발씩 천천히 크게 회전시킵니다. 30초 정도를 기준으로 합니다. 장에 꾹 자극이 와서 연동운동을 촉진하고 쾌적한 배변을 할 수 있습니다.

〈케이스 2〉 매일 5분씩 화장실에서

오늘은 배변이 힘들다고 생각될 때, 억지로 힘을 주어서는 안 됩니다. 그럴 때에는 앉은 채로 배변을 촉진할 수 있는 간단한 동작을 합시다. 포인트는 장과 항문 괄약근에 자극을 주는 것, 막혀 있던 변이 쑤욱 배출됩니다. 변이 안 나온다고 초조해하거나, 신경질적이 되는 것은 금물입니다. 자율신경이 흐트러지게 됩니다. 항상 평온한 마음을 갖도록 합시다.

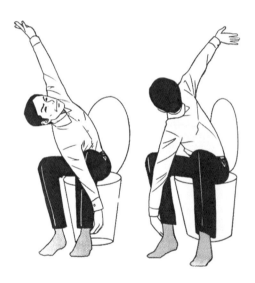

몸을 비틀면 장에 직접 자극이 주어집니다

〈 발목 교차 터치 〉

(1) 발목 교차 터치

변기에 얕게 앉아서 발은 어깨 폭으로 넓히고, 양팔을 옆으로 벌립니다. 몸을 오른쪽으로 틀면서 왼손으로 오른발 바깥쪽 복숭아뼈를 터치합니다. 이때 반대쪽인 오른손은 머리 위로 들어 올립니다. 그 자세로 10초간 유지합니다. 이어서 반대로 합니다. 몸을 크게 왼쪽으로 틀고, 오른손으로 왼발의 바깥쪽 복숭아뼈를 터치, 그대로 10초 유지합니다. 몸을 트는 자극에 의해 막힌 변이 내려갑니다. 좌우 10회가 목표입니다.

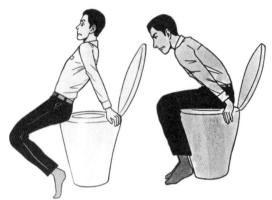

시소처럼 몸을 전후로 움직입니다.

〈 엉덩이 슬라이드 〉

(2) 엉덩이 슬라이드

엉덩이를 뒤로 빼듯이 변기에 깊숙이 앉습니다. 변기를 손으로 누르면서 몸을 안정시킵니다. 이어서 양손으로 변기를 쥐고 허리를 앞으로 내밀듯이 하면서 엉덩이를 앞쪽으로 슬라이드 시킵니다. 그대로 5~10초 유지. 이것을 10회 반복합니다. 직장의 위치를 전후로 움직여서 장의 연동을 촉진하고, 직장에 쌓인 변을 밀어내는 운동입니다. '변이 거의 나올 것 같을 때' 효

과적입니다. 그래도 안 나올 때에는 깔끔히 포기하고
화장실에서 나옵시다. 조급해할 필요는 없습니다. 언
제나 무리는 금물입니다.

〈케이스 3〉 잠깐의 짬이 날 때

변이 막히기 쉬운 대장의 구부러진 부분을 외부로부터 자극하는 체
조입니다. 변비 해소는 물론 자율신경이 자극되기 때문에 몸도 마음
도 가벼워집니다. 잠깐의 시간을 이용해서 해봅시다.

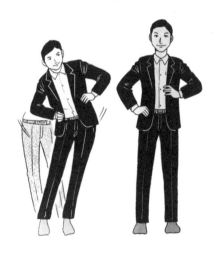

변이 막히기 쉬운 부분을 꽉 집니다

〈 허리 돌리기 〉

(1) 허리 돌리기

등을 펴고 양발을 어깨 너비로 벌리고 섭니다. 왼손으로 갈비뼈 아래, 오른손으로 허리를 세게 주무릅니다. 그 상태로 항문을 조이면서 허리를 오른쪽으로 크게 8회 돌립니다. 왼쪽 방향도 마찬가지로 8회 돌립니다. 하루에 몇 번을 해도 괜찮습니다. 빈 시간을 이용하여 꼭 실천해 보십시오.

노력하지 않는 것이 장활의 기본!

지금까지 '아침에만 장활 다이어트' 4가지 스텝을 소개했습니다. 모두 어려운 것이 아니기 때문에 내일 아침부터 곧바로 실천하실 수 있을 것입니다. "장활을 시작하자!"고 의욕이 솟아오르는 분들이 많겠지만 잠깐 마음을 진정하시고, 부디 열심히 하지 마시기 바랍니다. 모든 쉬운 것뿐이라고 해서 '모든 것을 제대로 해야겠다'는 마음으로 의무화하는 것은 장에 좋지 않습니다.

왜냐하면 '마음속으로 정한 것을 꼭 실천해야 한다'라든지 '스스로 정한 규칙이기 때문에 엄격하게 지켜야 한다'고 생각하는 순간 그것이 스트레스나 긴장감으로 이어지기 때문입니다. '해야 한다'는 생각을 하면 자율신경을 긴장시키게 되고, 장에 부담을 줍니다.

장과 자율신경은 끊으려야 끊을 수가 없는 관계라서 장은 스트레스를 민감하게 받아들입니다. 스트레스가 있으면 연동운동을 지배하는 '부교감신경'이 약해지기 때문에 장 수축이 저하되고 결과적으로 변이 막히는 원인이 됩니다.

늦잠을 자서 실천하지 못한 날이 있어도 아무 문제 없습니다. 그럴 때는 컵 한 잔의 물을 마시는 것만으로 괜찮습니다. 자신을 자책할 필요는 전혀 없습니다. '내일 하면 된다'는 마음으로 전환하면 됩니다. 바쁜 날은 출근할 때 역 근처 카페에서 요구르트를 먹거나 편의점에서 야채 주스를 마시는 정도도 괜찮습니다. 하루 이틀 못 하더라도 그 다음에 천천히 하면 반드시 보상이 되니까 아무 걱정 없습니다.

변비가 심한 사람은 성실하고, 인내심이 강하고, 노력가형입니다. 그런 성격 때문에 스트레스를 느끼고 장에 부담을 주게 되는 것입니다. 부디 무리하지 마시고 자신의 리듬대로 편하게 할 수 있는 것부터 시도합시다. 무엇보다 편하게 지속할 수 있는 것이 중요합니다. 부디 열심히 하지 마십시오.

기분 좋은 아침을 만드는 밤의 습관

'아침에만 장활 다이어트 4스텝'에 조금 익숙해지면, 밤의 습관에도 조금 관심을 가져 보시기 바랍니다. 가장 중요한 것은 아침이지만 아침을 맞이하기 위한 밤도 중요합니다.

궁극의 비결은 '아무것도 하지 않는 것'입니다. "그게 뭐야"라는 목소리가 들려오는 듯합니다만, 의외로 쉽지 않습니다. 철저하게 긴장을 푸는 것이 목적인데, 장의 운동을 관장하는 '부교감신경'의 스위치를 켜고 수면 중의 소화활동을 향상시키는 것, 그로 인해 질 좋은 치유의 시간을 보내는 것입니다. 그것을 위한 몇 가지 힌트를 드리겠습니다.

◆ 미지근한 물에 15분간 몸을 담근다

자기 전에 38~40도 정도의 물에 15분간 몸을 담급시다. 혈류가 좋아져서 긴장이 풀리고, 몸이 이완 모드로 바뀌게 됩니다. 이완 모드가 되면 수면의 질이 향상되고, 취침 중 장의 활동도 활발해집니다. 뜨거운 물로 입욕이나 샤워를 하면 교감신경을 작동시키게 되므로 밤에 뜨거운 물 사용은 피하는 편이 좋습니다.

◆ '4-8 호흡'으로 긴장을 푼다

넷을 세면서 코로 숨을 들이쉬고, 여덟을 세면서 입으로 숨을 내쉽니다. 포인트는 하나, 어떻게 해야 보다 효과적일까라는, 불필요한 생각을 일절 하지 않는 것입니다. 단순히 넷을 세면서 숨을 들이쉬고, 여덟을 세면서 숨을 내쉬는 것만을 생각합시다. 이 호흡법을 10회 정도 반복하는 것만으로 부교감신경이 고조되고 심신 모두 이완 모드로 들어서게 됩니다. 장의 연동운동이 촉진되는 것을 실감할 수 있을 것입니다.

◈ 취침 전 30분간 멍하니 있는다

취침 직전까지 TV를 보거나 PC, 스마트폰을 만지는 분들이 많으시리라 생각합니다. 이것은 정말 안 좋은 습관입니다. 강한 빛이 눈으로 들어오면 교감신경이 급상승하기 때문에 그 상태로 수면에 들어도 부교감 신경이 제대로 작동하지 않고 장의 움직임도 무뎌지게 됩니다. 여러분은 어떻게 긴장을 푸시나요? 아로마 향을 피우거나, 음악을 들으면서 느긋한 시간을 보내도록 합시다.

◈ 장의 골든 타임에는 취침을!

현대인은 밤에 자는 시간이나 아침에 일어나는 시간이 사람에 따라 다르지만, 자율신경은 체내시계의 영향을 받습니다. 장의 골든타임은 24시경입니다. 부교감신경은 이 시간에 피크를 맞이하기 때문에 필연적으로 장의 활동도 활발해집니다. 그러므로 장의 움직임을 최대한으로 끌어올리기 위해서는 24시에는 수면을 취하는 상태가 되는 것이 이상적입니다. 아침은 4스텝, 밤은 멍하니 있는 것만으로도 당신의 몸은 자연스럽게 아침형 생활을 되찾게 될 것입니다.

> ### 장활 다이어트 Q&A
>
> 아무리 '열심히 안 해도 된다'고는 하지만 기왕 할 바엔 성과가 있어야 하는 건 당연합니다. '정말 이 정도로 될까?'라는 의문이 생기실 것입니다. 그렇게 '자주 있는 질문'에 대하여 Q&A로 대답해 드리겠습니다.

◆ 식욕이 없는 날 아침

Q: 아침에 별로 식욕이 없습니다. 그래도 뭔가 먹어야 할까요?

A: 위에 부담이 되기 때문에 무리하게 먹는 것은 안 좋습니다!

저녁식사를 적당량 먹고 충분한 수면을 취한다

면 다음날 아침엔 자연히 배가 고플 것입니다. 식욕이 없다는 것은 제대로 소화가 되지 않았다는 증거입니다. 그 상태로 음식을 무리하게 먹으면 장 속에서 변이 막히게 될 가능성이 있습니다. 더구나 위에도 부담이 되므로 억지로 먹을 필요는 없습니다.

다만, 활동적이고 능률적인 업무를 해야 하는 분들은 어느 정도 영양 보급을 해야 합니다. 야채 주스나 그린 스무디 등의 음료로 가볍게 영양을 섭취하는 것이 좋습니다. 편의점의 야채 스무디도 좋습니다.

◆ 추천 편의점 아침메뉴

Q: 늦잠을 잤을 때 편의점에서 편하게 사먹을 수 있는 아침 식사로는 뭐가 좋을까요?

A: '시리얼 바'와 '마시는 요구르트'를 권합니다. 사무실에서 간편하게 먹을 수 있는 것은 식이섬

유가 풍부한 시리얼 바와 간편하게 유산균을 섭취할 수 있는 마시는 요구르트의 조합이 좋습니다. 최근에는 그레놀라 한 끼 분량이 컵에 들어 있는 상품도 나왔더군요. 용기에 우유 또는 두유, 요구르트를 넣고 그대로 먹을 수 있기 때문에 그릇을 준비하거나 씻을 필요가 없습니다. 바쁜 직장인에게 권할 만한 식품입니다.

◆ **겨울에도 아침에 차가운 요구르트를?**

Q: 추운 겨울 아침. 요구르트를 먹으면 몸이 차가워지지 않을까요?

A: 교감신경이 우위인 아침이기 때문에 별로 걱정하시지 않아도 좋습니다.

아침은 활동 모드인 교감신경이 우위인 시간대입니다. 교감신경은 심장을 활발하게 움직여서 체온을 올리는 작용을 하며 차가운 음식을 먹어도 그것에 맞게 체온을 올려주기 때문에 별로

걱정하시지 않아도 됩니다. 다만, 밤에는 주의
하셔야 합니다. 찬 것을 너무 많이 먹으면 교감
신경이 활발해져서 수면을 방해하는 원인이 됩
니다. 밤에 무언가를 먹어야 한다면, 몸을 차게
하지 않도록 전자레인지로 덥혀서 드실 것을 권
합니다.

◆ 변비가 아닌 사람이 장활 다이어트를 해도 효과가 있나요?

Q: 저는 변비가 없는데, 장활 다이어트의 효과는
   있을까요?

A: 장 트러블이 없는 분이 하셔도 체중이 줄어듭
   니다!
   배변에 문제가 없는 분이라고 해서 반드시 장내
   환경이 좋다고는 할 수 없습니다. 변비로 고생하
   는 분이 아니더라도 장활을 하게 되면 영양소가
   전신의 세포에 보다 더 효과적으로 운반되게 됩
   니다. 신진대사가 이전보다 활발해지기 때문에

충분한 다이어트 효과를 기대할 수 있습니다.

또한 스스로는 변비가 아니라도 생각해도, 장 속에 숙변이 잔뜩 쌓여있는 경우도 흔합니다. 매일 변을 보더라도 적은 양밖에 나오지 않는다면, 변비일 가능성이 큽니다. 마찬가지로 매일 아침 묽은 변이 나온다면 장 속이 유해균 우세 상태일 가능성이 높습니다.

이처럼 장내 환경은 배변이 있는지 없는지만으로는 판단할 수 없습니다. 그렇기 때문에 배변 사정에 관계없이 평소부터 장을 보살피는 생활(장활)을 해 두는 것이 중요합니다. 그 결과 자연스럽게 체중이 줄고, 살이 안 찌는 체질이 될 수 있습니다.

◆ 과민성 장 증후군에도 장활이 효과적인가요?

Q: 쉽게 설사를 하는 '과민성 장 증후군'에도 효과가 있나요?

A: 장내 세균의 균형을 맞추면 증상이 개선됩니다 스트레스나 긴장을 느끼면 갑자기 배가 아프고 설사를 하거나 변비와 설사를 반복하는 증상이 있는 분은 자율신경의 균형이 깨져서 발생하는 '과민성 장 증후군'일 가능성이 있습니다. 과도한 스트레스 등 원인은 여러 가지를 생각할 수 있습니다만 장내 세균의 균형을 맞추고, 유익균이 작용하기 쉬운 환경을 만들면 그러한 증상은 점점 개선됩니다.

다만 '과민성 장 증후군'인 분은 과도하게 수용성 식이섬유를 섭취하면 소화가 안 되서 장에 부담을 주는 경우도 있습니다. 과잉 섭취를 주의해야 할 식품으로는 고구마, 토란, 양상추, 목이버섯 등이 있습니다. 수용성 식이섬유(p.85)를 의식하여 섭취하도록 하십시오.

◆ 아침뿐 아니라 점심이나 저녁식사 때도 장활을 하고 싶습니다!

Q: 식사 때마다 장활을 하는 것이 효과가 좋지 않을까요?

A: 그렇게까지 노력하지 않는 것이 좋습니다.

기왕 장활을 할 거면 열심히 하고 싶다는 기분은 이해합니다. 하지만, 열심히 노력하지 않도록 합시다. 매번 식사 내용을 신경 쓰게 되면 그것 자체가 스트레스가 되고 장의 움직임을 무디게 만듭니다. 아침에 장의 기능을 높이고 있는 만큼, 점심은 적당히 느끼한 음식이나 고기 요리 등 좋아하는 음식을 드셔도 좋습니다.

만약 의식한다면 식사 내용보다는 잘 씹어서 드시는 것을 의식하시길. 바쁜 점심시간에는 잘 씹지 않고 삼키기 쉽습니다. 잘 씹지 않고 빠르게 먹으면 오후에 배가 더부룩해지거나, 비만으로 이어지므로 잘 씹어서 먹도록 의식하시기 바랍니다.

◈ 늦은 밤 야식은 어떻게 해야 할까요?

Q: 업무로 밤늦게 귀가하는 일이 종종 있습니다. 야식으로 권할 만한 것은 무엇이 있나요?

A: 헬씨한 스프가 좋습니다.

기름을 많이 사용한 요리나 지방질이 많은 고기 요리는 소화에 시간이 걸리고 장에 부담을 주기 때문에 되도록 피합시다. 야식으로 추천할 만한 것은 된장국이나 야채 스프 등 소화가 잘되는 것. 몸을 따뜻하게 하고 원활한 수면을 도우면서 포만감도 있습니다.

"그걸로는 부족하다" "탄수화물을 먹고 싶다"는 경우에는 보리밥을 반 공기 정도 먹거나 우동이나 두부를 약간 넣어서 건더기를 늘리면 좋습니다. 아무튼 밤 시간에 소화 흡수활동을 해야 하는 장에 되도록 부담이 되지 않도록 배부르게 먹는 것은 삼가 주십시오.

'노력하지 않기 위한' 보조 아이템
① '아침에만 장활' 편

건강 붐이 일고 있고 항간에는 '건강 관련 상품'이 넘쳐납니다. 그중에는 장활에 도움이 되는 좋은 상품도 있습니다. 이 책은 '노력하지 않는' 것을 제안하고자 하기 때문에 그러한 장활에 도움이 되는 아이템을 활용하는 것도 중요하다고 생각합니다. 다만, 시중의 모든 상품이 좋다는 것에는 의문부호가 붙습니다. 너무나도 많은 종류의 상품이 있기 때문에 무엇을 사야 할지 고민이 되고 어느 것을 고를지 알 수 없게 되는 일도 있습니다.

지금부터 장의 전문의인 저와 파트너인 고바야시

메디컬 클리닉 도쿄의 고바야시 아키코 원장이 실제로 애용하고 있는 장활에 좋은 아이템만을 엄선하여 소개하겠습니다. '아침에만 장활 다이어트'에 그대로 사용할 수 있는 것부터 가정이나 사무실에서 즐길 수 있는 허브티, 간식 등 여러분 일상생활에 간편하게 적용할 수 있는 장활 아이템뿐입니다.

아울러, 선전 목적이 아니며, 제가 멋대로 추천하고 있을 뿐이기 때문에 연락처나 판매가격 등의 정보는 쓰지 않았습니다. 상품명만 명시해 두었기 때문에 관심이 있으신 분은 인터넷 등으로 조사해 보시기 바랍니다.

◆ 아침에 한 잔 미네랄워터 - 'FIJI Water' 인터 파이론

미네랄은 뼈와 치아, 혈액 등 몸을 만들기 위한 재료이며, 살아가는 데 필수불가결한 영양소입니다. 하지만 우리 현대인들은 절대적으로 미네랄 섭취가 부족합니다. 이 상태를 방치하면 몸의 여기저기에서 문제가 생기고, 장의 노화를 초래하는 등 장에도 악영향을 끼치기 때문에 주의해야 합니다.

미네랄은 체내에서 만들어지지 않는 영양소이기 때문에 식사로 섭취해야 합니다. 건강보조식품도 있지만 미네랄워터로도 보충할 수 있습니다. 제가 매일 아침 마시고 있는 것은 미용/건강 미네랄이라고 불리는 '실리카'가 많이 들어 있는 'FIJI water'입니다.

일본인의 입맛에도 맞는 연수이며, 부드러운 맛입니다. 저는 매일 아침 눈을 뜨면 곧바로 컵 한 잔에 이 물을 따라 마십니다. 마시면 몸에 빠르게 흡수되어 장을 깨우는 부드러운 맛입니다. 수분을 충분히 섭취하지 않으면 변비의 원인이 되므로 이러한 양질의 미네랄워터를 마시면 좋습니다.

◆ 장활의 기본, 요구르트 – '메이지 불가리아 요구르트 LB81 플레인'(메이지)

요구르트에 들어 있는 유산균은 장 속의 유익균을

늘리고 장내 환경을 정비하는 세균의 일종입니다. 요구르트에는 많은 종류가 있습니다만, 장관에 효과적인 유산균으로 주목받는 것이 메이지 불가리아 요구르트에 함유된 LB81균입니다. LB81균은 장의 상피세포에 작용하여 변비나 스트레스 등으로 손상된 배리어층의 기능을 강화한다고 알려져 있습니다.

메이지 LB81 플레인은 장내 환경을 정비해 주는 우수한 요구르트입니다. 장이 정상적으로 움직이면 영양분의 소화, 흡수가 잘되기 때문에 신체 전반적 건강상태도 좋아집니다. 그 효과를 충분히 살리기 위해서는 하루 100~200g 정도를 매일 먹는 것이 중요합니다. 그대로 먹어도 맛이 좋지만 비피더스균의 먹이가 되는 올리고당이 들어있는 벌꿀을 가미하거나, 키위 등 수용성 식이섬유가 풍부한 과일, 시리얼을 섞어서 먹는 것이 가장 좋은 조합입니다.

◆ 품질을 고집하는 올리브 오일 - 에밀 노엘 오가닉 엑스트라 버진 올리브오일(MIE PROJECT)

'아침에만 장활 다이어트'는 오일을 섭취하는 것이 중요한 역할을 합니다. 제가 추천하는 오일은 아마니유 또는 올리브유입니다. 아마니유는 가격이 비싸기 때문에 매일 섭취한다면 올리브 오일이 좋다는 분들도 계실 겁니다. 하지만 올리브 오일은 수요가 많고 상품의 종류도 수없이 많기 때문에 무엇을 선택해야 할지 고민이 되실 겁니다.

제가 추천하는 제품은 이것입니다. 결코 싼 가격은 아니지만 부드럽고 쓴맛이 없기 때문에 다른 올리브 오일에 비하면 비교적 그냥 먹기 쉬운 편입니다. 또한 에밀 노엘의 오일은 고품질이란 점도 매력적입니다. 엄선된 유기농 올리브에 열을 가하지 않고 용제도 사용하지 않은 채로 천천히 정성들여 짜내기 때문에 영양분이나 맛을 손상시키지 않고 올리브 그대로의 맛을 즐길 수 있습니다.

올리브에는 배변을 쉽게 만드는 작용이 있는데 그 혜택을 최대한 누리기 위해서는 가열 조리하지 않고 심플하게 생야채에 뿌리거나 조미료로 사용하는 것이 이상적입니다. 바게트 빵에 바르거나 낫또, 요구르트에 섞어도 맛있습니다. 변비로 고생하시는 분은 꼭 시도해 보시기 바랍니다.

'노력하지 않기 위한' 보조 아이템 ② '식이섬유' 편

    장을 깨끗이 청소해 주고, 변의 재료가 되는 식이섬 유는 장활 다이어트에 있어서 중요한 역할을 합니다. 최근의 프리바이오틱스(인간의 건강 증진, 유지에 도움 되는 식품성분) 이론에서는 장내 플로라의 먹이로서 식이섬 유의 중요성이 부각되고 있습니다.

◈ 불용성 식이섬유 - 올 브랜 브랜 후레이크 플레인 (일본 켈로그)

    브랜(밀기울)을 주원료로 하여, 고소하게 구워낸 '올 브랜 브랜 후레이크'는 적당히 단맛이 나서 먹기 쉽기 때문에 시리얼 초보에게도 권하는 상품입니다. 천연 식이섬유로 장의 컨디션을 정비하고 배변을 개선합니다. 바삭바삭한 식감으로 씹는 맛도 일품! 브랜(밀기울)은 밀의 외피 부분을 말하는데 밀의 성분 중에서 가장 식이섬유가 풍부하다고 알려져 있습니다. 배 속에서 수분을 흡수하면 부피가 많이 늘어나서 장벽을 자극하는 불용성 식이섬유를 많이 함유하고 있기 때문에 연동운동을 촉진하는 작용을 합니다. 시리얼에는 우유를 타 먹는 것이 일반적이지만 저는 두유를 애용하고 있습니다.

또한 요구르트와 식이섬유는 '미용의 골든 콤비'라고 할 수 있습니다. 함께 섭취하면 장내 환경이 개선되어 높은 효과를 발휘합니다. 여기에 벌꿀을 곁들여 먹으면 더할 나위 없습니다. 벌꿀에는 비피더스균의 영양소인 올리고당이 풍부합니다. 아침에 쾌변을 체험하고 싶은 분께 꼭 권하고 싶습니다.

◆ 낫또 - 에다마메(풋콩) 낫또(야마노시타 콩 제조소)

낫또에는 유해균의 번식을 억제하는 낫또균(낫또키나제)이나 대두올리고당 등, 변 개선에 도움이 되는 성분이 풍부합니다. 그중에서도 특기할 만한 것은 식이섬유의 균형일 것입니다.

식이섬유에는 독소를 흡착하고 변의 크기를 늘려서 장을 청소하는 '불용성'과 유익균의 먹이가 되는 '수용성'의 2종류가 있습니다. 낫또는 그 균형이 2:1로 이상적인 비율입니다. 1팩으로 하루에 필요한 식이섬유의 7분의 1을 섭취할 수 있는 매력적인 식품입니다.

낫또는 여러 종류가 판매되고 있지만, 저는 파란 풋콩 특유의 향긋함과 맛을 느낄 수 있는 '에다마메 낫또'를 냉장고에 상비하고 있습니다. 일반적인 낫또에 비해서 냄새가 덜하기 때문에 낫또를 싫어하는 분들께도 권합니다. 밥에 얹어서 드셔도 되고 두부 위에 얹어서 술안주로 드셔도 맛있습니다.

◆ 주식 - 하꾸바꾸 찰보리밥(하꾸바꾸)

찰보리는 곡류 중에서도 식이섬유 함유율이 높아서 헬씨 푸드로 주목받고 있습니다. 쌀이나 밀에 비해 특히 수용성 식이섬유가 많이 들어 있기 때문에 장활에 딱 맞는 식품이며, 유익균의 먹이가 되어 장 속을 활성화시켜 줍니다. 또한 대장에 도달하면 대사를 촉진시키며 지방 축적을 저하시키는 '단쇄지방산'도 생성하므로 계속 먹으면 다이어트 효과도 기대할 수 있습니다.

'하꾸바꾸 찰보리밥'은 향도 맛도 좋습니다. 위화감이 별로 없기 때문에 현미와 같은 잡곡밥을 싫어하는 분들도 비교적 먹기 쉬우리라 생각합니다. 쌀과 섞어서 밥을 지으면 되므로 조리 방법도 간단합니다. 항상 먹는 백미에 섞기만 해도 장이 건강해지기 때문에 끊을 수가 없습니다. 밥 위에 낫또를 얹거나 살짝 끓인 찰보리를 샐러드에 섞어서 드셔도 맛있습니다. 쫀득하고 터지는 식감도 중독성이 있습니다.

◆ 편의점 스무디 - 로손 그린스무디(로손)

한 끼 야채를 손쉽게 섭취할 수 있는 주스입니다. 뒷맛도 깔끔해서 야채를 싫어하는 분들도 단숨에 마실 수 있습니다.

장의 상태를 정돈하기 위해서는 아침 야채가 중요합니다. 하지만 아침부터 샐러드를 잔뜩 먹는 것은 현실적으로 힘듭니다. 그런 분에게 권하고 싶은 것이 로손의 그린스무디입니다. 한 병에 118g의 야채(대략 한 끼 분량)가 포함되어 있어 바쁜 아침에도 손쉽게 야채를 섭취할 수 있습니다. 케일이나 잔솔잎 등의 이파리 야채와 키위, 사과 등의 과일이 들어 있기 때문에 풋풋한 맛이나 쓴맛이 없고 산뜻한 맛이 납니다. 야채주스를 싫어하는 저도 단숨에 마십니다.

키위나 사과에는 변을 부드럽게 하는 수용성 식이섬유가 듬뿍 들어있기 때문에 배변이 좋아지는 효과도 기대할 수 있습니다. 업무 중에 간식을 드시는 분들은 단맛이 있고 식감도 있기 때문에 간식 대신에 마시는 것도 좋으리라 생각됩니다.

◆ 그레놀라 - 네이처즈 패스러브 크런치 오가닉 그레놀라 (MIE PROJECT)

다이어트 중에도 단것을 먹고 싶은 욕구를 완전히 끊는 것은 어렵습니다. 그럴 때 참지 않고 먹어도 좋은 식품이 있다면 안심이 되겠죠.

이 제품은 바삭하게 구운 유기농 오트밀과 유기 초콜릿, 유기 코코넛이 믹스된 바삭한 식감을 가진 그레놀라입니다. 그레놀라에는 식이섬유, 미네랄 등 장을 위한 영양소가 듬뿍 들어 있습니다. 씹는 맛도 있어서 포만감을 줍니다. 유기 초콜릿이 들어있기 때문에 단것을 먹고 싶은 욕구도 채워줍니다. 그대로 먹어도 맛있고, 우유나 두유, 요구르트 등과 함께 먹으면 배변에 더욱 도움이 됩니다.

다이어트 중이라도 먹고 싶은 것을 참기만 하면 스트레스가 쌓일 뿐입니다. 스트레스가 심하면 유해균이 늘어나고, 장내 환경이 악화되기 때문에 적당한 해 방감도 필요합니다. 하지만 과식은 금물입니다!

'노력하지 않기 위한' 보조 아이템
③ '릴랙스 타임' 편

부교감신경을 고조시키기 위해서라도 휴식시간에는 확실하게 쉬는 것이 중요합니다. 어디까지나 몸을 이완시키기 위한 시간이기 때문에 무언가를 희생시키는 '인내의 시간'으로 만들어서는 안 됩니다. 그런 의미에서, 커피 브레이크를 쾌적한 기분으로 보낼 수 있으면서도 장활에 딱 맞는 간식과 음료를 소개하겠습니다.

◆ 유산균이 든 초콜릿 과자 - 스위츠 데이즈 유산균 쇼콜라 (롯데)

단 것을 좋아하는 분께 권하고 싶은 것이 '유산균 쇼콜라'입니다. 이 초콜릿의 최대 특징은 유산균이 산 채로 장까지 도달한다는 것입니다. 메이커 측 발표에 따르면 유산균을 초콜릿으로 감싸서 위산으로부터 보호하기 때문에 초콜릿으로 감싸지 않은 경우에 비해 100배나 도달율이 높다고 합니다.

유산균이 들어 있기 때문에 신맛이 날 수도 있겠다고 생각했지만 일반적인 밀크 초콜릿 맛으로 달고 맛있습니다. 또한 개별 포장으로 상온 보존이 가능하기 때문에, 가방에 넣고 다닐 수도 있고 사무실 책상 속에 넣어 둘 수도 있습니다. 시간이나 장소에 구애받지 않고 먹을 수 있기 때문에 유산균 섭취 기회가 훨씬 많아진다는 점이 매우 좋습니다. 다이어트 중에 단 과자를 먹으면 죄책감이 생기지만, 유산균을 섭취한다고 생각하면 스트레스 없이 먹을 수 있습니다. 사실 저도 이 과자에 빠져 있습니다(웃음).

◆ 오가닉 두유 음료 - 프로바멜 오가닉 두유 음료 (MIE PROJECT)

두유는 그대로 마시는 것은 물론, 끓여서 마시거나 그레놀라에 뿌리는 등 다양한 방법으로 섭취할 수 있습니다.

제가 최근에 애용하고 있는 제품은 프로바멜의 오가닉 두유입니다. 천연 유기농 대두를 사용하여 첨가물 없이 만든 제품이기 때문에 안심할 수 있는 두유입니다. 심플한 논플레이버 타입도 있거니와 바닐라, 초코, 딸기, 바나나 등 플레이버의 종류도 풍부해서 질리지 않습니다. 식감도 있고 은은한 단맛이 나기 때문에 바쁜 직장인도 사무실에 상비해 놓고 간식 대용으로 마시면 좋을 것 같습니다.

두유라면 이소플라본이 노화 방지나 피부미용 효과 등으로 유명합니다만, 장정효과도 높은 것으로 알려져 있습니다. 대두에 들어 있는 올리고당은 장 속의 유익균의 먹이가 되기 때문에 장내 환경을 정비하고 변비 예방을 하는 데 매우 효과적입니다. 또한 동물성 식품에 비해 칼로리가 낮고, 기초대사를 촉진하는 기능이 있기 때문에 높은 다이어트 효과를 기대할 수 있습니다.

　잠시 숨을 돌리는 휴식시간에 이런 간식이나 음료를 섭취하면 장활에 도움이 됩니다.

'노력하지 않기 위한' 보조 아이템
④ '건강보조식품' 편

지금은 생활 속에 완전히 녹아 든 건강보조식품. 비타민, 미네랄처럼 식사만으로는 섭취하기 어려운 기본 영양소를 보충하거나, 특수한 기능을 가진 성분을 함유하고 있는 다양한 건강보조식품이 시장에 나와 있습니다.

그만큼 선택에는 주의가 필요합니다. 의사의 입장에서 엄격하게 고른 추천 건강보조식품을 소개하겠습니다.

◆ 식이섬유 보조식품 - 파이버프로(닥터스 디자인 컴퍼니)

손쉽게 식이섬유를 보충할 수 있는 건강보조식품. 원료는 천연 구아콩입니다. 수용성 식이섬유가 많이 들어 있으며, 비피더스균의 증식 능력이 인공제품에 비해 3~4배 정도라고 알려져 있습니다. 이 구아콩은 장을 약산성으로 유지하여 유익균이 발육하기 쉬운 환경으로 만들어주기 때문에 변비뿐만 아니라, 설사 개선에도 효과를 발휘합니다. 또한 대장에 도달하면 대사를 증진시켜서 지방의 축적을 멈추게 하는 '단쇄지방산'을 생성하는 양이 다른 식이섬유에 비하여 많다는 특징이 있습니다. 이 때문에 다이어트 효과가 높다는 것도 매력적입니다.

업무에 따라서는 아무래도 외식을 계속해야 하는 경우도 있을 것입니다. 그렇게 되면 야채 섭취가 어려워지고 식이섬유가 부족하기 쉽습니다. 그럴 때 커피나 주스, 스프, 물 등에 넣어서 간편하게 식이섬유를 섭취할 수 있는 파이버프로는 매우 든든한 존재입니다. 저도 변비 외래 치료에 사용하고 있으며 많은 환자분들의 고집스러운 변비를 깔끔하게 개선시켜 주고 있습니다. 저 역시 장기 애용자 중 한 명입니다만, 덕분에 최고의 컨디션을 유지하고 있습니다.

◆ 생균 배합 건강보조식품 - BIOBIO 생균 배합 유산균 (닥터즈 디자인 컴퍼니)

살아있는 유산균, 낙산균, 낫또균을 배합한 건강보조식품. 이 3가지 유익균은 각각 장 속에서 다른 작용을 합니다. 예를 들면 유산균은 낙산균과 공생함으로써 활발하게 증식하고 장 속 유해균을 억제합니다. 그리고 낙산균은 대사를 활발하게 하여 지방의 축적을 막고, 장 점막의 건강을 위해 필요한 단쇄지방산을 만들어줍니다. 낫또균에는 비피더스균 등의 유익균을 늘리는 작용이 있습니다.

이들 3가지 유익균이 서로 도우며 활동함으로써 장 속을 정비하고, 변비, 묽은 변, 복부 팽만감을 개선합니다. 또한 '피부 미용균'이라고 불리는 H61균이라는 유산균을 배합하여 피부가 탄력 있게 변하는 효과가 있습니다. 낫또균이 풍부하게 들어 있기 때문에 쉽게 피로하고 무력감을 느끼기 쉬운 사람의 컨디션 관리에도 효과를 발휘합니다.

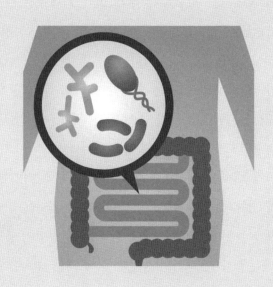

빼내서 살을 빼는
'변활 다이어트'

먼저 장활과 변의 관계부터

이 장에서는 평소부터 제가 변비 외래에서 말씀드리고 있는 내용을 정리해 보겠습니다. '읽는 변비 외래'라고 해도 좋을 것입니다. 건강한 배변이 실현되면 자연스럽게 다이어트는 성공합니다. 또한 숙변이 깨끗해짐으로써 아랫배가 들어가고 체중도 줄어듭니다. 허리둘레도 놀라울 정도로 줄어듭니다.

먼저 변비를 개선하는 포인트는 배변에 어떠한 문제가 있는가, 왜 배변 트러블이 생기는가 등, 자신의 유형을 아는 것입니다. 그에 따라 대처 방법이 달라지기 때문입니다. 그러면 장활과 변에 대한 중요한 것들을 확인해 보겠습니다. 제1장, 제2장과 중복되는 부분도 있지만 매우 중요하기 때문에 다시 한 번 정리해 두겠습니다.

◆ 변비를 고치면 살이 빠진다

Q: 변비 외래 치료를 받으면 왜 많은 환자분들이 3~5kg씩 살이 빠지는 건가요?

A: 장내 환경이 좋아지는 생활을 실천하고 계시기 때문입니다.

음식으로 얻어지는 영양은 장에서 흡수되며, 혈액으로 전신의 세포에 보내집니다. 그러나 변비인 사람의 장 속은 오염되어 있기 때문에 장에서 만들어진 혈액도 혼탁하며, 질이 나쁜 혈액이 됩니다. 그런 혈액은 세포에서도 흡수하기를 꺼리기 때문에 혈류가 나빠집니다. 그뿐 아니라, 영양이 충분히 도달하지 않아서 위기를 느낀 세포가 지방을 축적하게 됩니다. 그것이 피하지방, 내장지방이 되는 것입니다.

다시 말해 변비가 되면, 조악한 에너지원, 조악한 세포의 원재료를 전신으로 보내게 되어 결과적으로 연비가 나빠지고 대사기능이 저하되는 것입니다. 변비를 치료하면 먼저 장 속 노폐물(숙변)이 배설되어 체중이 줄고, 허리가 가늘어집니다. 그리고 장내 환경이 개선되어 결과적으로 대사가 활발해지고 자연스럽게 살이 빠지는 체질로 바뀌어 갑니다. '변과 지방을 축적하지 않는 장 만들기' 이것이야말로 최고의 다이어트법인 것입니다.

◆ 흡수가 나쁜 장과 흡수가 좋은 장

Q: 장이 영양소를 흡수하기 힘든 상태라면 살이 빠지기 쉬운 거 아닌가요?

A: 아니요. 장 속이 오염되어 있으면 영양소가 세포에 도달하지 않습니다.

장이 영양을 흡수하지 않으면 세포가 효과적으

로 움직이지 못하기 때문에 신체의 에너지 활동이 저하되어 버립니다. 예를 들면 원재료는 많이 있는데 연료가 없어서 제조를 하지 못하는 공장과도 같습니다. 쓸 수 없는 원재료는 점점 쌓이기만 하는 것입니다.

'지방을 연소한다'는 표현을 자주 쓰는데, 그러한 연소력을 높이고자 한다면 연료인 양질의 영양이 불가결합니다. 연소계 성분은 캡사이신 등을 떠올리실지 모르겠지만, 실은 비타민, 미네랄 등의 기초 영양소가 세포 활동을 높이고, 몸의 연소력을 향상시켜 줍니다. 이러한 장내 환경에는 장내에 서식하는 세균, 장내 플로라의 작용도 중요합니다.

◆ 변비의 정의는 무엇인가요?

Q: 내가 변비인가 변비가 아닌가? '변비의 정의'를 알려주세요!

A: 일반적으로 3일간 변을 못 보거나 매일 보더라도 탁구공 크기인 경우를 말합니다.

어느 정도면 변비인가, 어느 정도면 변비가 아닌가에 대해 한마디로 규정하기는 어렵습니다. 일반적으로 변비의 정의는 '3일간 변을 못 보거나, 매일 보더라도 탁구공 크기 정도(35g)'로 되어 있지만, 이것도 어디까지나 기준 중의 하나입니다. 만일 일주일에 2~3회밖에 안 나오더라도 불쾌감이 없으면 변비라고는 할 수 없습니다.

매일 변을 보지 못하면 변비라고 생각히는 분이 많습니다. 변비 외래로 오시는 환자분들도 그런 '착각'을 하는 분이 많습니다. 그렇기 때문에 '매일 배변하지 않으면 안 된다'는 스트레스 때문에 실제로 변비가 되어버리는 경우도 있을 정도입니다. 저는 일반적인 '변비의 정의'나 배변 주기, 변의 크기보다도 자각 증상을 중심으로 변비인지 아닌지를 판단하는 것이 현실적이라고 생각합니다. 예를 들면, 다음과 같은 자각증상을 판단 기준으로 합니다.

- 복부 팽만감이나 위화감이 있다.
- 식욕이 떨어지는 경우가 있다.
- 배변에 위화감이나 불안을 느낀다.

이 세 가지 중 어느 하나라도 해당되는 분은 변비일 가능성이 있습니다. 또한 과다하게 설사약을 쓰거나 관장을 해서 강제적인 배변을 반복하면, 장이나 항문이 본래의 기능을 잃게 되거나, 장의 점막이 염증을 일으키는 경우가 있습니다. 그 결과, 장내 환경이 나빠지고, 만성적인 변비가 되어 버리는 경우도 있습니다. 약에 의존해서 단지 배변만 하면 되는 것은 아닙니다. 강제적으로 하는 배변의 횟수를 자기 스스로 줄일 수 없다면 주저하지 말고 의사와 상담하시기 바랍니다.

◆ 이상적인 변이란

Q: 장내환경이 뛰어난 변은 어떤 상태인가요? 그 양은?

A: 황색~갈색의 바나나 형태로 적당히 부드러운 변을 매일 본다면 '우수', 3일에 한 번은 '보통' 일반적으로 변의 양은 하루 150~200g 정도이며 테니스공보다 약간 작은 정도입니다. 색은 황색~갈색, 형상은 바나나 모양으로 부드러운 것이 이상적입니다. 배변 주기는 매일이 좋지만 2~3일에 한 번이라도 배변 후에 개운한 느낌이 든다면 변비는 아닙니다. 잔변감이 남는 것이 문제입니다.

음식이 장 속에 들어오면 연동운동이 자연스럽게 시작됩니다. 먹는 양이 적으면 장은 그것을 눈치채지 못하고 활동하지 않습니다. 그렇기 때문에 아침식사를 먹지 않는 사람도 변비가 되기 쉽습니다. 위에서 소화되지 않는 식이섬유는 물을 머금고 팽창하여 변의 크기를 늘려서 연동운동을 촉진합니다. 야채가 부족한 식생활을 하면 식이섬유가 부족하여 장을 자극하지 못합니다. 식이섬유에는 장 속에 있는 유익균의 먹이가 되어 그 활동을 응원하거나 장벽에 붙은 노폐물을 깎아내는 작용도 있습니다.

'변비가 되기 쉬운 사람'의 3가지 패턴

남녀 불문하고 매우 많은 사람이 겪고 있는 변비이지만, 변비의 패턴은 크게 3가지로 나눌 수 있습니다. 변비인 사람은 자신이 어디에 해당하는지(복수인 경우도 있습니다) 확인하시기 바랍니다.

◆ 패턴 1: 장의 연동운동에 문제가 있는 사람

소장, 대장을 합하여 5~7m나 되는 장은 그 안에 들어 있는 것을 이동시키기 위해 수축을 반복합니다. 이 동작을 '연동운동'이라고 말씀드렸습니다. 연동운동이 저하되면 먹은 음식은 장 속에서 진행되지 않기 때문에 수분이 필요 이상으로 장벽에 흡수되어 버립니다. 결과적으로 변이 딱딱해지고, 변비가 되기 쉬워지는 것입니다. 또한, 먹은 음식이 장 속에 오랫동안 체류하면 이상발효(부패)를 일으켜서 장내환경을 악화시킵니다.

그러면 왜 연동운동이 저하되는 것일까요? 뒤에서 자세히 설명하겠습니다만, 가장 큰 원인으로는 '장내 환경 악화'나 '자율신경의 흐트러짐'을 들 수 있습니다. 또한 당뇨병, 파킨슨병, 갑상선기능 저하, 항우울제 복용으로 장의 연동부전이 생겨서 변비가 되는 경우도 있습니다.

◈ 패턴2: 항문 괄약근에 문제가 있는 사람

항문은 '항문 괄약근'이라는 근육으로 열리고 닫힙니다. 어떤 구조로 어떻게 움직이는가를 자세히 설명해 드리겠습니다.

항문을 항상 일정한 힘으로 닫아두는 것이 '내항문 괄약근'입니다. 자율신경에 의해 움직이는 근육이며,

자기가 의식하여 열거나 닫을 수가 없습니다. 내항문 괄약근을 에워싸듯이 바깥 부분에 있는 것이 '외항문 괄약근'입니다. 배변 시에 자기 의지로 조이거나 느슨하게 할 수 있습니다.

대장에서 직장으로 변이 내려오면 직장이 확장되고, 내항문 괄약근이 자연스럽게 열립니다. 다만, 외항문 괄약근을 자기 의지로 조일 수 있기 때문에 변이 바깥으로 흘러나오는 일은 없습니다. 그리고 안과 밖의 근육이 서로 밀어내면서 뇌에 사인을 보내면 변이 마려움을 느끼고 외항문 괄약근을 자기 의지로 열어서 배변을 합니다. 원래 직장에 변이 쌓이면 뇌에서 '배변하라!'는 지령이 내려오지만, 장이나 항문 괄약근에 문제가 있으면 그 지령이 나오지 않게 되어 직장에 자꾸만 변이 쌓이는 것입니다.

장이나 항문 괄약근의 반응이 저하되는 원인 중 하나는 변이 쌓인 상태가 지속되어 직장이 '늘어난 고무풍선'처럼 부풀어 오르게 되는 것입니다. 그렇게 되면 변이 쌓여 있는데도 느끼지 못하게 됩니다. 또 하나는 연령이 높아짐에 따라 센서 기능이 저하되는 경우입니다. 두 가지 원인이 겹쳐서 발생하는 경우도 드물지 않습니다. 또한 출산이나 노화로 인해 복근이나 항문 괄약근의 근력이 저하되어 버리는 경우도 있습니다. 치질인 경우에는 통증의 두려움 때문에 센서가 제대로 동작하지 않는 경우도 있습니다.

◈ 패턴 3: 자율신경이 안정되지 않는 사람

자율신경이란 호흡하거나 혈액을 순환시키는 것처럼 살아가기 위해 필요한 일을 수행하는 생명선 신경이라고 설명했습니다. 흥분 모드인 교감신경과, 이완 모드인 부교감신경의 전환으로 균형을 잡는다는 것은 앞 장에서도 설명 드렸습니다.

장의 연동운동은 부교감신경이 우세인 이완 모드일 때에 활발해집니다. 그렇기 때문에 원래 이완되어야 할 때에 이완되지 못하면 변비가 되기 쉽습니다. 예를 들어, 여행을 가면 변비가 되거나 자택 이외의 화장실에서 배변하지 못하는 사람도 많습니다. 그것은 환경 변화에 몸이 대응하지 못하고 긴장 상태가 되어 교감신경이 상승하고 부교감신경이 저하되기 때문에 일어나는 것입니다. 이러한 사례에서 알 수 있듯이, 자율신경은 장에 커다란 영향을 주는 존재입니다.

자율신경 밸런스 문진표

이번에는 당신의 자율신경 밸런스를 체크해 보도록 하겠습니다. 10개의 질문에 대하여 ①~④의 선택지 중 하나를 택하여 대답해 주십시오.

---

1. 수면에 대하여

① 자리에 누우면 대체로 금방 잠이 든다.

② 밤에 제대로 잠을 자도 점심이 되면 멍하고 졸음이 온다.

③ 잠들기가 힘들다.

④ 잠들기가 힘들고 자는 도중에 눈이 뜨인다.

---

2. 업무나 공부, 가사 등에 대하여

① 보람을 느끼고 좋은 결과를 얻고 있다고 느낀다.

② 만사가 귀찮고 졸음이 오고 의욕이 없다.

③ 잘 안될 경우를 생각하면 불안해서 집중하게
된다.

④ 하지 못하면 불안하면서도 몸이 따라주지 않
는다.

3. 식욕에 대하여

① 시간이 되면 배가 고프고 맛있게 먹는다.

② 금방 배가 고프고 배에서 소리가 난다.

③ 업무 등에 집중하고 있을 때는 배가 고프지
않다.

④ 먹고 싶지 않거나 배가 고프지 않는데도 먹는 것
을 멈출 수 없다.

4. 식후에 대하여

① 위가 더부룩해지는 일은 거의 없다.

② 먹어도 금방 배가 고프다.

③ 식후에 위가 더부룩해지는 경우가 많다.

④ 식사 전후에 위가 아픈 경우가 많다.

5. 무언가 해결하지 않으면 안 되는 일이 생겼을 때

① 재빨리 무엇을 해야 하는지를 파악해서 행동에 옮긴다.

② 어느새 다른 생각을 하는 등 생각이 정리가 안 된다.

③ 골똘히 생각하거나 너무 많은 생각을 해서 불안해진다.

④ 생각을 하려고 해도 집중할 수가 없고 의욕도 없다.

6. 일상의 피로도에 대하여

① 나름대로 피곤하지만 자고 나면 개운해진다.

② 잠들기는 쉽지만 낮에도 조금 피곤하다.

③ 피로가 좀처럼 풀리지 않지만 업무를 하는 동안
에는 열심히 한다.

④ 만사가 귀찮고 항상 피곤하다.

7. 멘탈에 대하여

① 업무 중에는 긴장하지만, 집에 돌아오면 기분 전
환할 수 있다.

② 특별히 스트레스는 안 느끼지만 멍하니 있는 경
우가 많다.

③ 하루 종일 마음이 편치 않다.

④ 강한 불안감이나 공포를 느끼거나, 생각하는 게
싫고 졸음이 온다.

8. 손발 냉증에 대하여

① 일 년 내내 특별히 냉증은 없다.

② 냉증은 없지만 반대로 따뜻해서 졸음이 오는 경우가 많다.

③ 입욕을 해도 시간이 지나면 손발이 차가워진다.

④ 잠을 잘 수 없을 정도로 손발이 차갑고 안색도 나쁘다.

9. 체중 증가에 대하여

① 오랫동안 이렇다 할 체중변동이 없다.

② 무심코 과식을 해서 살이 찌기 쉽다.

③ 스트레스를 느끼면 체중이 는다.

④ 한 해 동안 체중이 5kg 이상 증감했다.

10. 현재의 자신에 대하여

① 활기 넘치고 심신 모두 행복을 느낀다.

② 커다란 문제 없이 비교적 행복한 편이라고 생각

한다.

③ 하루하루 자극을 받으며 바쁜 나날을 보내고
있다고 생각한다.

④ 막연한 불안감을 느낀다. 우울함을 떨쳐낼 수가
없다.

(진단 결과는 다음 페이지에)

◆ **진단결과: ① AB, ② A, ③ B, ④ -AB(합계: A( )개, B( )개)**

답은 1번~10번 모두 공통입니다. 예를 들면 1번
'수면에 대하여'의 선택지가 ①이면 진단결과는 ① AB
가 됩니다. AB의 경우는 A와 B 양쪽 1점씩 더하고,
-AB인 경우는 양쪽에서 1점씩 빼십시오. A는 부교
감신경, B는 교감신경이 작용하는 것을 나타냅니다.
AB는 양쪽이 높은 이상적인 상태이며, -AB는 양쪽
모두 낮은 상태를 나타냅니다. 그러면 해당되는 A와
B 양쪽의 수를 세어봅시다.

◈ 해설

자율신경의 균형에는 현재 놓인 환경도 영향을 주는데, 많은 경우에는 타고난 성질에 크게 좌우됩니다. 원래 느긋하고 태연한 사람은 부교감신경이 우위로 안정되기 쉬우며, 걱정이 많고 신경질적인 사람은 교감신경이 우위이기 쉽습니다. 하지만 장내 환경에 따라 변한다는 설도 있으며 개선 가능합니다. 먼저 자신의 자율신경을 확실히 파악해 둡시다.

◈ A, B의 개수에 따른 자율신경 밸런스 진단

(1) A와 B 모두 8개 이상인 사람(교감신경, 부교감신경 모두 높은 사람): 집중할 것은 집중하고, 집으로 돌아오면 금방 긴장을 풀 수 있는 이상적인 자율신경 밸런스 상태입니다.

(2) A가 7개 이하, B가 8개 이상인 사람(교감신경이 높고, 부교감신경이 낮은 사람): 부교감신경이 낮기 때문에

연동운동이 저하되기 쉽습니다. 자율신경의 영향을 받는 변비일 가능성이 높습니다.

(3) A가 8개 이상, B가 7개 이하인 사람(부교감신경이 높고, 교감신경이 낮은 사람): 7명 중 한 명으로 불리는 느긋한 타입. 다만, 교감신경이 너무 낮아도 변비가 되는 경우가 있으므로 주의가 필요합니다.

(4) A와 B 모두 7개 이하인 사람(교감신경, 부교감신경 모두 낮은 사람): 의욕이 없고, 만성적인 피로가 풀리지 않는 사람. 소화기 계통도 마찬가지로 지쳐 있는 상태입니다.

변비에는 3가지 타입이 있다

또 하나, 문진으로 타입 분류 진단을 해보겠습니다.

변비가 되기 쉬운 사람에는 3가지 패턴이 있었는데 변비의 타입 역시 크게 3가지로 나눌 수 있습니다. 그 것은 ① 스트레스형 ② 장의 연동부전형 ③ 직장·항 문형입니다. 또한 이들 중 두 가지 또는 세 가지가 복 합된 형태도 있습니다. 각각 유형에 따라 어떤 원인으 로 장의 트러블이 발생했는지를 알 수 있을 것입니다. 원인이 밝혀지면 어떻게 치료해야 할지, 또한 앞으로 의 컨디션 조절을 하는 데 있어서 어떤 것을 주의해야 할지 알 수 있을 것입니다.

다음 페이지부터 문진 파트1, 문진 파트2, 문진 파

트3, 각각 6개씩 질문을 하겠습니다. 각각 '예' 또는 '아니오'로 대답해 주십시오. 모든 문진이 끝난 후, 변비 유형에 대한 설명을 하겠습니다.

◈ **변비 유형 문진표**

---

(1) 문진 파트 1

입욕은 샤워만 하는 경우가 많다. [예/아니오]

평균 수면시간은 6시간 이하. [예/아니오]

배변을 포함해서 하루에 화장실에 가는 횟수는 6회 이하. [예/아니오]

만성적인 어깨 결림이 있다. [예/아니오]

실패에 연연하기 쉽다. [예/아니오]

변비도 있지만 설사도 한다. [예/아니오]

(2) 문진 파트 2

변이나 방귀에서 냄새가 매우 심하다. [예/아니오]

배가 고파도 꼬르륵 소리가 나는 경우가 적다. [예/아니오]

딱딱한 변이 나오는 경우가 많다. [예/아니오]

버섯 종류를 먹으면 속이 더부룩하다. [예/아니오]

야채, 발효식품의 섭취가 부족하다고 생각한다. [예/아니오]

아침식사를 하지 않는다. [예/아니오]

(3) 문진 파트 3

배변 시에 항문에 통증을 느끼는 경우가 많다. [예/아니오]

치질이 있다. [예/아니오]

집 밖에서는 배변을 참는다. [예/아니오]

배변이 일주일에 2회 이하. [예/아니오]

복근운동을 10회 이상 하지 못한다. [예/아니오]

배변 후에도 잔변감이 남는다. [예/아니오]

◆ 진단결과

문진 파트1~문진 파트 3의 '예'의 개수를 세십시오.

① 스트레스형(문진 파트 1의 '예'가 많은 사람)

스트레스 때문에 연동운동을 촉진하는 부교감신경이 낮아진 상태입니다. 마음으로는 스트레스를 안 느끼더라도 수면부족 등 몸의 스트레스로 인한 경우도 있습니다.

② 장의 연동부전형(문진 파트 2의 '예'가 많은 사람)

장내 환경이 나쁘며, 식이섬유 섭취부족 등의 원인으로 장 활동이 저하되어 있는 유형의 변비입니다. 장에 노폐물이 쌓이면 점점 더 연동운동이 저하되어 갑니다.

③ 직장·항문형(문진 파트3의 '예'가 많은 사람)

직장이나 항문에 문제가 있으며 변을 만들어도 변

이 쌓였다는 신호가 뇌에 보내지지 않아서 배변에 도달하지 못하는 유형의 변비입니다. 근력 저하도 생각할 수 있습니다. 또한 파트 1~3 모두 3개 이상 '예'가 있는 경우, 복합형일 가능성이 있습니다. 복수의 유형이 중복되는 경우도 있습니다.

변비 유형(1): 스트레스형

스트레스가 심하면 자율신경의 균형이 깨지기 쉽습니다. 격무가 계속되는 현대인은 많은 경우 흥분, 전투 모드인 교감신경이 높고, 이완 모드인 부교감신경이 낮은 형태로 불균형을 보입니다. 소화관을 수축시켜서 연동운동을 일으키는 것은 부교감신경이기 때문에 스트레스를 받으면 연동운동이 약해지고 변비가 되기 쉽습니다.

또한 최근에는 스트레스가 원인으로 설사를 일으키는 '과민성 장증후군'이 급증하고 있습니다. 교감신경이 우위가 되어 변비가 생긴 상태에서 부교감신경이 강하게 작용하면 설사를 하게 됩니다. 그리고 그것을 빈번하게 반복합니다.

사람에 따라서 설사만 하는 경우, 변비만 하는 경우도 있습니다. 그와 같은 자율신경의 오작동은 스트레스로 인해 일어나기 쉬우며, 예를 들어 회사에 가기 싫어서 전철 안에서 배가 아프고 출근 자체가 공포가 되는 일도 적지 않습니다. '꼼꼼하고 성실한 사람이 걸리기 쉽다'고 합니다.

변비 유형(2): 장의 연동(蠕動)부전형

장 속에 들어온 음식을 직장까지 이동시키기 위한 연동운동이 저하된 상태입니다. 끈질긴 악순환에 빠져 있는 것이 이 유형의 특징입니다.

연동이 약해지면 변이 장의 여기저기에 체류하게 되는 이른바 숙변이 생깁니다. 이 숙변이 길을 막기 때문에 장은 한층 더 움직이기 힘들어집니다. 마침내 체류하던 변이 이상발효를 일으켜서 독소를 발생시키게 되면 중립균이 유해균에 가세하여 장내 세포의 환경이 점점 더 나빠집니다. 그 결과, 연동운동은 더욱 약해지고, 더욱 더 변이 나오기 힘들어지는 것입니다.

변이 쌓이면 배가 팽창하여 괴로워지는데, 이때 설

사약 등을 사용해 강제적으로 장을 움직이게 하는 일을 반복하면 장은 스스로 움직이지 않아도 된다고 여기고 더욱 더 게으름을 피우게 됩니다. 그 상태가 심해지면 변이 쌓여도 약 없이는 조금도 움직이지 않는 장이 되어 버립니다. 이것은 '장의 토관화'라고 부르기도 합니다.

변비 유형(3): 직장·항문형

　변이 모처럼 직장까지 도달했지만 배변하지 못하는 안타까운 유형의 변비입니다.

　일반적으로는 직장에 변이 쌓여 있으면 뇌에 신호가 보내져서 배변 지시가 내려집니다. 하지만 변이 마려워도 집 밖에서 볼일을 보기가 창피하다든지 바빠서 뒤로 미루는 등 배변감을 계속 무시하면 점점 뇌와의 연계가 나빠지게 됩니다. 그로 인해 점점 더 배변 지령이 뇌에서 나오지 않게 되는 것이 바로 직장·항문형 변비입니다. 또한 고령자 등은 복근이나 항문괄약근의 근력이 저하되어 변을 밀어낼 수 없게 될 가능성이 있습니다.

배변 센서가 둔해져서 직장에 변이 꽉 차 있게 되면 일반적으로는 10cm 정도인 직장이 30cm 이상까지 늘어나는 경우도 있습니다! 특히 여성 중에서 잔변감이 강한 경우 '직장류直腸瘤'라는 질환일 가능성이 있으므로 주의하셔야 합니다.

변비 외래 환자의 자주 있는 질문 베스트 10

외래 환자로부터 자주 듣는 질문을 Q&A 방식으로
정리해 보았습니다. 꼭 참고하시기 바랍니다.

◆ 숙변에 대하여

Q: 숙변이 3kg이나 된다던데 정말인가요?

A: 네 사실입니다!

많은 분들이 장내 환경을 망가뜨리고 있습니다.
죽은 세균 등 노폐물까지 포함하면 숙변이 대략
3kg 정도 됩니다. 변비인 분은 그 이상 있을 것
으로 생각됩니다. 장내 환경이 정비되면 숙변도
배설되므로 자연스럽게 체중도 줄어듭니다.

◆ 어떤 상태면 병원에 가야 할까요?

Q: 어느 정도 변이 안 나오면 병원에 가야 할까요?

A: 1주일 정도입니다!

여행 등 변비의 원인이 분명한 경우는 별개지만, 1주일 이상 변이 안 나오는 상태가 계속된다면 병원을 찾아 주십시오. 장 속에서 변의 부패가 진행되어 심각한 상태가 되면 변이나 방귀에서 이상한 냄새가 납니다. 나아가 그 냄새가 구취로도 전이되고, 최종적으로 체취가 됩니다. 그런 냄새는 강렬하기 때문에 금방 중증 변비임을 판별할 수 있습니다. 또한 배변 시에 통증이나 위화감이 있는 분도 전문의에게 상담을 받으시기 바랍니다.

◆ 장 세척에 대하여

Q: 장 세척을 해도 괜찮을까요?

A: 처음 한 번 정도는 괜찮습니다.

장의 유해균 우위인 세균 밸런스를 리세팅하거
나 장에 쌓인 숙변을 제거한다는 점에서는 효과
적이기 때문에 처음 한 번 정도는 괜찮다고 생각
합니다. 하지만 계속하게 되면 장 속 플로라가
시간이 지나도 정비되지 않고 변비를 근본적으
로 치료할 수 없습니다. 여러 번 할 경우에는 전
문의와 상담하시기 바랍니다.

◆ 딱딱한 변은 어떻게 해야 할까요?

Q: 변이 딱딱해서 나오지 않을 때의 대처 방법은?

A: 기름과 수용성 식이섬유를 섭취하십시오!

딱딱해진 변은 물을 흡수하기 힘들기 때문에 윤
활유를 섭취해서 변의 바깥쪽을 유분으로 코팅
해 장에서 빠지기 쉽게 하는 것이 좋습니다. 치
료에도 사용하는 것이 아마니유(또는 올리브유)입
니다. 가정에서 섭취하는 것이라면 하루에 큰
수저 2개 정도가 기준입니다. 일상생활에서 수

분이 많은 변을 만들어 주는 수용성 식이섬유를 많이 섭취하거나, 변을 부드럽게 해주는 마그네슘이 풍부한 바나나를 먹는 등, 변이 딱딱해지지 않도록 주의하시기 바랍니다.

◈ 변비와 대장암 리스크

Q: 변비가 잦으면 대장암이 된다는데 정말인가요?

A: 관계가 없다고는 할 수 없습니다.

장내 환경이 나쁘면 장 속에 염증이 생깁니다. 장뿐 아니라 몸속에 염증이 반복해서 일어나면 세포재생에 오류가 생기거나 암세포가 생기기 쉬워집니다. 그렇기 때문에 변비와 대장암이 전혀 관계없다고는 할 수 없습니다. 여성의 사망 원인 중 암 부분 1위는 대장암이므로 장내 환경을 정돈하고 예방하는 것이 중요합니다.

◆ 혈변이 나오면…

Q: 혈변이 나오는데 무슨 병일까요?

A: 무조건 곧바로 병원에 오십시오!

붉은 선혈이 나왔다면 배변보다는 항문에 상처가 나서 출혈이 생기는 치질일 가능성이 높습니다. 만일 변 자체가 타르처럼 검을 경우에는 장 속에서 출혈이 의심되며, 위궤양, 대장염, 장 폴립, 또는 대장암일 가능성도 있습니다. 어느 쪽이던 스스로는 판단할 수 없기 때문에 혈변이 나오면 즉시 병원에서 진찰을 받으시기 바랍니다.

◆ 설사약을 먹을 것인가, 지사제를 먹을 것인가

Q: 변비와 설사를 반복할 경우, 설사약과 지사제 중 어느 쪽을 먹어야 할까요?

A: 그보다는 정장제를 복용하시기 바랍니다!

약으로 설사를 멎게 하면, 배변되어야 할 것이 장 속에 머물러 있게 되기 때문에 안 좋습니다.

지사제는 되도록 쓰지 마십시오. 또한 변비를 해소시키기 위한 설사약도 써서는 안 됩니다. 변비와 설사 양쪽 모두에 효과가 있는 정장제를 지속적으로 복용하시기 바랍니다. 또한 정신적인 원인도 생각할 수 있으므로 자율신경을 케어할 필요도 있습니다.

◆ 정장제의 복용기한은?

Q: 정장제를 매일 마셔도 괜찮은가요?

A: 적극 권하고 싶습니다!

유익균은 생명력이 그다지 강하지 않기 때문에 장내 환경을 돕는 정장제를 섭취하는 것은 매우 바람직하며, 변비 외래에서도 처방하고 있습니다. 물론 요구르트 등의 식품으로 섭취하는 것도 권합니다. 사람마다 체질에 맞는 정장제가 다르기 때문에 계속 섭취해도 효과가 없다고 느껴지시면 다른 것을 시도해 보시기 바랍니다.

◆ 설사약에 의존하지 않으면…

Q: 설사약을 안 먹으면 변이 안 나옵니다. 어떻게 하면 끊을 수 있을까요?

A: 정장제로 전환하는 것부터 시작하십시오!

먼저 설사약을 정장제로 바꾸시기 바랍니다. 그리고 4일 정도 지나도 변이 안 나오면 설사약을 드셔도 괜찮습니다. 관장도 마찬가지로 정장제가 안 듣는다면 일주일에 한 번 정도는 괜찮습니다. 최종적으로는 설사약이나 관장 없이 배변할 수 있도록 되어야 하는데 갑자기 끊으려면 스트레스가 되기 때문에 마음의 의지가 되던 약을 갑자기 끊으라는 치료는 저는 하지 않습니다. 다만, 설사약 등 강제반사는 변비의 근본해결이 될 수 없으므로 양을 서서히 줄여 갑시다.

◆ 온수변기(비데) 의존의 폐해

Q: 온수변기를 사용하지 않으면 변이 나오지 않습

니다. 계속해도 괜찮을까요?

A: 그걸로 변을 보실 수 있다면 괜찮습니다.

　온수변기(TOTO의 상품명 '워시렛'으로 유명)를 사용하지 않으면 배변할 수 없는 것은 직장·항문의 배변 센서가 약해져 있다는 증거입니다. 그러나 변비를 참기보다는 온수변기라도 사용해서 배변을 하는 것이 훨씬 건강에 좋습니다. 다만, 외출 시나 여행 시 등 온수 변기가 없는 경우에는 곤란하므로 뒤에서 소개하는 항문 괄약근을 자극하는 트레이닝을 통해 자력으로 배변할 수 있도록 하시기 바랍니다.

모든 유형에 공통! 장내 환경 개선 작전

변비의 유형도 확인되었기 때문에 지금부터 변을 배출하는 노력인 '변활'에 대해 설명 드리겠습니다.

변비에는 스트레스형, 장의 연동부전형, 직장·항문형의 3가지 유형이 있으며, '변활'도 유형에 따라 달라집니다만, 어느 유형에도 공통적인 효과가 있는 것은 변활의 기초라고 할 수 있는 '장내 환경의 개선'입니다.

장 속에는 1~1.5kg의 장내 세균이 서식하고 있습니다. 세균은 장 속에서 번식, 증식하는데, 수명이 짧으며 대부분 변으로 배출됩니다. 제1장에서 해설한 바와 같이 장내 세포에 대한 연구는 급속하게 진행되고 있으며 앞으로 놀라운 연구 성과가 발표될 것으로 예상됩니다. 그러나 종래의 유익균, 유해균, 중립균처럼 알기 쉬운 모델로 생각하면 문제없습니다.

해야 할 것은 장내 플로라의 다양성을 유지하기 위하여 발효식품을 많이 섭취할 것. 그리고 장내 세균을 활발하게 만들기 위하여 식이섬유나 올리고당을 섭취할 것. 기본은 편식하지 말고 어떤 음식이던 잘 씹어서 먹는 것입니다. 그리고 부교감신경을 우위로 자율신경을 갖추는 것이 중요합니다.

자율신경은 하루 중에도 높아지거나 낮아지는 리듬이 있습니다. 흥분 모드인 교감신경은 아침부터 낮에 걸쳐 높아지고, 이완 모드인 부교감신경은 저녁부터 밤에 걸쳐 높아지는 것이 기본입니다. 이 리듬을 잘 활용하는 것이 부교감신경을 높여서 자율신경을 정돈하는 지름길이라고 할 수 있습니다.

자율신경이 흐트러진 사람 중 많은 분들은 부교감신경이 저하되어 있습니다. 그러므로 자율신경 중에서도 부교감신경을 높이도록 의식합시다. 부교감신경이 높아지면 연동운동이 활발해져서 장내 환경이 정비되고, 장내 환경이 정비되면 부교감신경도 높아지는 선순환이 일어나게 되어 변비가 해소되게 됩니다. 예를 들어 식사 때에는 교감신경이 올라가고, 식후에는 소화를 위한 부교감신경이 높아지기 때문에 식사는 자율신경을 작동시키는 중요한 행위가 됩니다.

그러므로 교감신경이 최고조로 올라간 12시 이후에 식사를 하고, 내려가기 시작하는 교감신경을 올려서 집중력이 지속되도록 하는 것입니다. 이와 같이 자율신경 균형의 업－다운과 행동을 일치시키면 상승효과로 평소의 몇 배의 힘을 발휘할 수 있으며, 업무 퍼포먼스는 확실하게 향상될 것입니다.

'체내 시계'라는 말이 자주 사용되는데, 인간의 몸에는 시간의 흐름을 관리하고 호르몬 분비나 신진대사 등 액션을 특정 시간마다 일으키기 위한 기능이 있습니다. 종래에 어떠한 체내 시계는 뇌 속에 존재한다고 여겨져 왔지만 최근에는 세포 각자에 시계 유전자라는 것이 있어서 시간을 관리하고 있다는 것이 밝혀졌습니다. 다만 시계 유전자의 하루는 24시간보다 약간 길다고 알려져 있으며 실제 시간과는 미묘한 차이가 있습니다. 또한 평소에는 자고 있을 시간에 깨어있는 등 생활습관이 그 차이를 더욱 증폭시켜 버리는 경우도 있습니다. 자율신경의 전환에 시계 유전자가 관여하고 있는 것이므로 시계 유전자가 어긋나면 자율신경도 흐트러지게 되는 것입니다.

시계 유전자를 올바르게 동작시키는 키워드는 '아침'입니다. 아침햇살을 쬐면 뇌의 중추에 있는 시계 유전자가 리셋됩니다. 또한 아침식사를 먹는 것으로도 장의 시계 유전자가 수정됩니다. 다시 말해 '아침 햇살을 쬐고 아침을 먹는' 것이야말로 가장 효과적으로 시계 유전자의 시간을 리셋할 수 있는 방법인 것입니다. '변활'과 '장활 다이어트'의 공통점이라고 할 수 있습니다.

아침식사를 먹기보다는 잠을 더 자고 싶다는 분도 계실지 모르지만 아침에 일어나서 서둘러 준비를 하고 허둥거리며 나갈 경우에는 부교감신경 우위에서 교감신경 우위로 원활하게 시프트 되지 못하므로 오전 중의 업무가 원하는 만큼 되지 않을 것입니다. 이러한 아침의 스트레스는 하루 중 상당히 긴 시간 동안 영향을 끼치는 것으로 알려져 있습니다. 근무시간 대부분의 효율 저하를 초래하기 때문입니다.

이와 같이, 몸의 리듬과 생활을 매칭시킴으로써 QOL(Quality Of Life: 생활의 질)은 크게 바뀌게 됩니다. 우선은 아침의 생활습관부터 고쳐서 시계 유전자를 내 편으로 만듭시다.

배변력을 향상시키는 11가지 '변활 규칙'

지금부터 바쁜 일상 속에서도 실천할 수 있는 간단한 행동 '변활 규칙'을 11가지 소개하겠습니다. 효율 좋은 몸으로 인생을 알차게 보냅시다.

● 규칙(1): 기상 후 컵 한 잔의 물을 마신다

건조한 장 속에서는 변이 원활하게 움직일 수 없으므로 변비가 되기 쉽습니다. 기상 후 컵 한 잔의 물을 마시면 그 무게로 인해 위가 내려가고 장이 자극되어 연동운동이 활발해지므로 아침의 습관으로 삼읍시다. 또한 마찬가지로 점심이나 저녁에도 식전에 한 잔의 물을 마셔두는 것을 권합니다.

● 규칙(2): 아침햇살을 쬔다

아침햇살은 자율신경을 전환시키는 스위치입니다. 인간의 체내시계는 24시간보다도 약간 긴 시간으로 알려져 있으며 실제 시간과는 어긋나 있습니다. 그것을 리셋하는 것이 아침햇살입니다. 아침햇살을 쬐면 신호가 뇌에 전달되어 자율신경을 활동 모드인 교감신경 우위로 전환해 줍니다.

아침에 일어나면 먼저 커튼을 여는 습관을 가집시다. 흐리거나 비가 오는 날에도 창가에는 충분한 빛이 들어옵니다.

● 규칙(3): 바나나 한 개라도 좋으니 아침 식사를 한다

먼저 '무언가를 먹는다'는 생각으로 아침식사 습관을 만듭시다. 시계 유전자를 정비하기 위해서는 아침에 무얼 먹어도 상관없습니다. 바나나라면 간편하게 먹을 수 있고 뇌의 에너지원인 당분이나 변비 해소에 꼭 필요한 식이섬유도 들어 있기 때문에 추천합니다.

아무튼 먹는다는 것이 중요하기 때문에 젤리 음료 같은 거라도 상관없습니다. 우선은 아침식사 습관을 만드는 것부터 시작하십시오.

● 규칙(4): 장을 자극하는 '식사 리듬'을 지킨다

식사는 하루 세 번, 장에 음식을 들여보내어 소화활동을 일정한 리듬으로 하는 것도 장의 연동운동에 중요합니다.

식사는 아침식사가 금, 점심은 은, 저녁은 동이라고 저는 지도합니다. 아침, 점심은 듬뿍 먹어도 상관없지만 밤에 과식을 하면 교감신경이 높아지게 됩니다. 원래는 올라가야 할 부교감신경이 올라오기 힘들어지기 때문에 자율신경 스위치가 제대로 작동하지 않게 됩니다. '아침은 금, 점심은 은, 저녁은 동'을 실천하시기 바랍니다.

● 규칙(5): 1대 2의 호흡을 10회 한다

내뱉는 것을 의식하면서 심호흡을 하면 부교감신경이 높아집니다. 심호흡은 부교감신경을 높여주는 간단한 스위치입니다. 특히 숨을 내쉬는 것이 좋기 때문에 들이마시는 시간의 두 배 정도를 내쉬는 '1대 2 심호흡'에 신경 써 주십시오.

업무에 집중하고 있을 때 등에는 무심코 숨을 죽이거나 호흡이 얕아질 때가 있습니다. 그렇게 되면 전신의 혈류가 나빠지게 됩니다. 업무 중간이나 기분전환을 하고 싶을 때에 의식적으로 숨을 내쉬도록 합시다.

● 규칙(6): 취침 3시간 전에는 저녁 식사를 마친다

식사 중의 교감신경을 연장시키지 않기 위해서 저녁 식사 이후 취침 전까지 3시간 이상을 비우도록 합시다. 식사 중에는 교감신경이 높아지고 그 후 소화를 위해 부교감신경이 높아지게 됩니다. 하지만 식후 곧바로 잠이 들면 교감신경이 높아진 채로 잠이 들게 됩니다. 그러면 부교감신경에 의해 일어나는 장의 소화, 호흡이 불충분해지고, 변비가 생기기 쉬워집니다. 따라서 저녁식사는 잠들기 3시간 전까지는 마치는 것이 중요합니다. 교감신경에서 부교감신경으로 확실하게 전환한 후에 잠들도록 합시다.

● 규칙(7): 30분의 느긋한 워킹

밤에 걷는 느긋한 걸음이 부교감신경을 높이는 데 효과적입니다. 운동은 장을 자극하고 변비 해소를 돕습니다. 하지만 조깅이나 근력 운동과 같은 호흡이 가빠지는 운동은 교감신경을 높이게 되므로 밤에는 권하지 않습니다. 부교감신경을 높이려면 저녁식사 30분 후에 천천히 걷는 것이 가장 좋습니다. 다만, 밤길은 위험한 경우도 있기 때문에 낮 시간에 계단을 사용하거나 전철 안에서 서 있는 정도의 운동량도 괜찮습니다.

● 규칙(8): 38~40도의 미지근한 물로 반신욕을 15분간 한다

부교감신경을 높이는 비결은 미지근한 탕 속에 15분 정도 몸을 담그는 것입니다. 심부 체온을 천천히 올릴 수 있습니다. 거꾸로 뜨거운 탕에 들어가면 급격하게 체온이 올라가서 교감신경이 활발해지고 몸에 리바운드 현상이 생깁니다.

입욕 후에는 컴퓨터 등 밝은 빛을 보는 것을 피하고 1시간 안에 취침을 하시기 바랍니다. 자는 동안에는 체온이 내려가기 때문에 올라간 체온의 저하와 수면이 겹쳐져서 쉽게 잠들 수 있습니다.

● 규칙(9): 장의 골든타임에 취침한다

부교감신경은 밤 12시 넘어서 활동이 최고조에 달합니다. 다시 말해 그 시간대에 장의 활동이 가장 활발해지기 때문에 밤 12시 이후가 '장의 골든타임'이라고 할 수 있습니다. 장의 연동운동을 촉진하기 위해서는 밤 12시에는 잠든 상태인 것이 이상적이기 때문에 밤에 하던 일을 아침으로 미루는 등 되도록 아침형 생활로 바꿉시다.

● 규칙(10): 잠드는 타이밍의 치유를 고집한다

소화활동은 밤중에 부교감신경이 높은 상태에서 이루어집니다. 다시 말해, 수면 중에 부교감신경이 올라가고 장도 확실하게 활동해 주므로 치유 상태가 됩니다. 그것이 다음날 아침의 쾌변으로 이어집니다.

아로마를 피우거나 음악을 듣는 등 자신이 치유되는 느낌이 드는 것이라면 무엇이든 좋습니다. 다만, 치유보다 선호가 강한 것은 교감신경을 높이기 때문에 주의할 필요가 있습니다.

● 규칙(11): 아침에 화장실에서 느긋하게 보낼 수 있는 30분의 여유를 만든다

아침에는 배변을 한다는 것을 몸이 기억하게 합

시다. 밤중에 부교감신경이 높아지고 장이 활발하게 소화활동을 했기 때문에 아침에는 배변할 준비도 완료되어 있는 것이 정상입니다. 처음에는 나오지 않더라도 화장실에 가는 습관을 들입시다. 다만, 무리하게 배변하려고 하는 것은 금물. 아침에는 필요시간 30분 전에는 일어나서 화장실에 느긋하게 앉아 있는 마음의 여유를 갖는 것이 중요합니다.

제3장

업무와 연애에도 활용 가능!
자율신경의 효과적인 활용법

자율신경을 잘 컨트롤할 수 있으면 모든 방면의 퍼포먼스가 향상됩니다. 이것은 변비해소나 다이어트뿐만 아니라 업무나 연애 등에도 활용할 수 있습니다. 자율신경을 효과적으로 활용하는 법을 소개하겠습니다.

● 퍼포먼스를 향상시키는 태핑 테라피

시험을 앞두고 있거나 중요한 미팅을 앞두고 긴장될 때에는 손목시계를 차는 부분을 반대쪽 손가락으로 톡톡 일정한 리듬으로 두드리는 태핑 테라피를 권합니다. 손목의 등 부분에는 '경락'이라고 불리는 기의 통로가 있는데 그곳을 일정한 리듬으로 두드리면 부교감신경이 상승합니다. 잠깐 동안 긴장을 풀어서 본래의 실력을 발휘할 수 있습니다.

● 머리를 쓰는 업무는 아침에 모아서 하는 것이 좋다

아침에는 교감신경이 우위인 시간대인데, 아직 부교감신경도 높아서 냉정함과 에너지가 공존하기 때문에 뇌의 사고력이 예리한 상태입니다. 이메일 확인 등은 최소한으로 하고 머리를 쓰는 업무에 할애합시다. 반대로 부교감신경이 상승되는 15시 이후에는 사고력도 저하되고 이완 모드가 되므로, 사무적인 작업을 하면 좋습니다.

● 업무효율을 높이고자 할 때에는 천천히 움직인다

시간에 쫓기고 있을 때에는 마음만 앞서게 되어 평소에는 하지 않는 실패를 하거나 타인에게 짜증을 내는 등, 마음에 여유가 없어지게 됩니다. 그럴 때에는 일부러 천천히 말을 하거나, 하나하나의 동작을 의식적으로 천천히 함으로써 부교감신경을 작동시키고 업무 퍼포먼스를 올릴 수 있습니다.

● 일기를 써서 자율신경을 정비하고 동기부여!

(1) 그날 가장 실수한 일

(2) 그날 가장 감동한 일

(3) 내일의 목표

이것만으로 충분하니까 매일 일기를 씁시다. (1)은 실패를 되풀이하지 않기 위해, (2)는 동기부여를 하는 데에 도움이 됩니다. 그리고 (3)은 목표를 세워서 골을 명확하게 함으로써 해야 할 일을 분명히 자각할 수 있으며, 마음에 여유가 생깁니다.

자율신경을 안정시키는 데에 마음의 여유는 매우 중요합니다. 달성하기 쉬운 목표를 세우는 것이 포인트입니다.

● 호흡으로 자율신경을 컨트롤한다

천천히 숨을 내쉬면 부교감신경이 상승된다고 앞서 말씀드렸습니다만, 반대로 빨리 숨을 내쉬면 교감신경이 상승됩니다. 다시 말해 긴장하거나 조급할 때에는 천천히 내쉬는 호흡, 멍하니 의욕이 없을 때에는 빨리 짧게 내쉬는 호흡을 하면 자율신경을 컨트롤할 수 있다는 것입니다. 빠르고 짧은 호흡의 효과가 없을 때에는 만세를 하는 것처럼 양팔을 들고 빠른 호흡을 하면 원하지 않더라도 흉식 호흡이 되서 효과적으로 교감신경을 높일 수 있습니다.

● 꽃 한 송이를 장식하는 습관은 혈관 연령을 젊게 한다!

꽃을 꽂아 두면 혈관 연령이 젊어진다는 보고가 있습니다. 다만, 매일 커다란 꽃다발을 장식하는 것은 번거롭기 때문에 저는 매일 꽃을 한 송이만 장식하는 습관을 들이고 있습니다. 꽃을 장식하고 아끼는 마음의 여유야말로 인생의 질을 좌우하는 것이라고 생각합니다.

● 생각이 혼란스러우면 일단 웃자!

'이것저것 할 일이 산더미!'라서 패닉 상태에 빠졌을 때에는 부교감신경을 높여서 기분을 가라앉히는 것이 중요합니다. 울고 싶을 때에도 일단은 미소를 지어봅시다. 입꼬리를 올리는 것만으로 부교감신경이 상승됩니다.

이것은 연애할 때도 마찬가지입니다. 연인에 대한 질투심이나 의심이 강해졌을 때에는 분노를 표출하기 전에 일단 미소를 띠어 냉정 모드로 전환한 후에 행동을 합시다.

● 러브레터를 쓰는 것은 아침, 고백은 밤에

부교감신경이 우위인 상태에서는 이성보다도 감정이 우선되기 쉽기 때문에 밤에 러브레터를 쓰면 부끄러울 정도로 감성적이 되어 버립니다. 이메일도 마찬가지입니다. 밤에 쓴 것은 다음날 아침에 다시 보고 보냅시다. 다만, 직접 고백을 한다면 상대방의 이성의 벽이 낮아지는 밤에 하는 것이 좋습니다.

● 행복한 연애는 당신 하기 나름!

온화한 말투로 다른 사람이 상냥하게 말을 걸어오면 자기도 모르게 행복한 기분이 됩니다. 그것은 부교감신경이 높아지기 때문입니다. 그렇게 되면 자신도 타인에게 상냥한 마음이 되고, 행복이 전염됩니다. 연인이 차가운 태도를 보이면 교감신경의 스위치가 들어와서 흥분, 전투 모드로 돌입하게 됩니다. 그렇기 때문에 스스로 행복한 연애를 하고 싶다면 항상 부교감신경을 작동시켜서 연인의 자율신경도 전환될 수 있도록 합시다.

식이섬유는 수용성인가 불용성인가

변비 해소에 도움이 되는 성분 중 대표격이라고 할 수 있는 것이 식이섬유입니다. 식이섬유에는 물에 녹지 않는 불용성과 물에 녹는 수용성이 있다고 말씀드렸습니다.

불용성 식이섬유는 물을 흡수해서 크게 부풀게 되며, 변의 크기를 늘려서 장의 연동운동을 촉진합니다. 수용성 식이섬유는 물을 머금으면 젤 상태가 되어 변의 수분을 증가시키고 부드럽게 해주는 작용을 합니다. 변비로 고생하는 사람이 식이섬유를 대량으로 섭취하면 가스가 차서 배가 팽창하고 괴로워지는 경우가 있는데 이것은 불용성 식이섬유가 많을 때에 일어나는 현상입니다. 식이섬유로 연동운동을 일으켜도 쌓였던 변이 장에서 필요 이상의 수분을 흡수하면 딱딱해져서 나오기 힘든 상태가 되기 때문에 장이 팽창하는 것입니다.

따라서 변비에는 먼저 수용성 식이섬유를 의식적으로 섭취하면 배변이 쉬워질 것입니다. 우리가 섭취하는 식품은 불용성과 수용성 식이섬유 모두 함유되어 있는 것이 대부분이지만, 그 비율은 식품에 따라 크게 다릅니다. 예를 들어 식이섬유가 많은 식품의 대표격인 고구마는 불용성 3 : 수용성 1로 불용싱이 많습니다. 양배추의 경우는 더욱 극단적입니다. 불용성 10 : 수용성 1로 큰 차이가 있습니다. 이처럼 식품에는 일반적으로 불용성 식이섬유가 많이 들어 있기 때문에 불용성 식이섬유는 식이섬유를 의식적으로 섭취하고자 한다면 자연스럽게 보충할 수 있습니다. 하지만 수용성 식이섬유는 식품을 고르지 않으면 충분히 섭취할 수 없는 경우가 많기 때문에 주의해야 합니다.

불용성 2 : 수용성 1이 이상적인 비율로 알려져 있는데 이것을 달성하기 위해서는 함유량 등을 계산해야 하므로 실제로는 어렵습니다.

그래서 식이섬유 중에서도 섭취하기 힘든 수용성 식이섬유를 의식적으로 섭취하면 자연스럽게 균형이 맞춰집니다. 수용성 식이섬유가 많은 식품은 아보카도, 낫또, 우엉, 강낭콩, 오크라, 당근, 버섯 등입니다.

따뜻한 식사를 잘 씹어서 즐겁게

먹은 음식이 위 안으로 들어오면 자연스럽게 부교감신경이 고조되고 소화, 흡수가 시작됩니다. 하지만 먹는 방법에는 주의가 필요합니다. 흡입하듯이 허겁지겁 먹으면 교감신경이 고조되게 되어 식후에 작동해야 할 부교감신경이 고조되기 힘들어집니다.

그러므로 천천히 잘 씹어서 먹는 것이 매우 중요합니다! 타액을 분비하는 것도 부교감신경의 역할인데 잘 씹는 것이 타액 분비 스위치입니다. 타액이 늘어나면 소화가 잘되고 위의 부담을 줄일 수 있다는 점에서도 변비 해소에 도움이 됩니다.

잘 씹는 습관을 들이면 다이어트 효과가 비약적으

로 향상됩니다. 예를 들면 턱을 상하로 움직이면 얼굴 근력이 향상되고 얼굴이 샤프해집니다. 그리고 잘 씹으면 '살 빠지는 호르몬'으로 불리는 히스타민과 세로토닌이 분비됩니다. 히스타민이 분비되면 뇌를 자극하여 '배가 부르다'고 느끼게 됩니다. 또한 '행복 호르몬'이라는 별명이 있는 세로토닌은 씹을 때의 리드미컬한 운동으로 분비되며, 포만감이 고조되어 식욕이 억제됩니다.

편안하고 즐겁게 먹는 것도 살이 찌지 않는 비결입니다. 역시 부교감신경이 작용하여 소화, 흡수가 좋아지기 때문이라고 여겨지고 있습니다. 되도록 직장에서 편안한 상대와 대화를 즐기면서 먹거나 혼자 먹을 경우에도 편안한 음악을 듣는 등 노력을 해봅시다.

그리고 식후에는 짧은 시간이라도 확실하게 쉬는 것이 중요합니다. 곧바로 활동을 하면 교감신경이 고조되어 소화, 흡수가 어려워집니다. 따뜻한 음식을 먹는 것도 소화, 흡수를 돕습니다. 따뜻한 스프 등을 먹으면 마음이 훈훈해지는데 이것은 부교감신경이 작동하기 때문입니다.

여름에는 아무래도 찬 것이 먹고 싶어집니다. 더위는 스트레스가 되므로 많이 먹지 않는다면 괜찮습니다. 그러나 여름이라도 찬 것을 너무 많이 먹으면 위장이 차가워져서 부교감신경이 작동하기 힘들어지므로 주의하시기 바랍니다.

설사약 복용에 대하여

변비 개선을 위해서 설사약을 쓰는 분들도 많으신데 너무 의지하면 위험합니다. 사용량을 최소한으로 절제하고 가능한 한 사용 횟수를 줄이시라고 이 책에서도 여러 번 말씀드렸습니다.

설사약은 '기계적 설사약'과 '자극성 설사약'의 2종류로 크게 나뉩니다. 간단히 말하자면 '기계적 설사약'은 장 속에서 움직이기 쉽게 하기 위해서 변의 질에 변화를 주는 약입니다. 생리 현상에 가깝기 때문에 '기계적 설사약'을 많이 사용해도 효과가 줄어드는 일은 없습니다.

한편, '자극성 설사약'은 이름 그대로 장에 자극을

줘서 연동운동을 강제적으로 일으키는 약입니다. 지나치게 사용하면 몸에 내성이 생겨서 약이 듣지 않게 됩니다. 그러므로 장기적인 사용에는 적합하지 않습니다.

'기계적 설사약' 중에는 변에 수분을 흡수시켜서 크게 만드는 '팽창성 설사약', 계면활성제를 활용하여 딱딱한 변에 수분을 침투시켜서 부드럽게 하는 '윤활성 설사약', 그리고 장이 흡수하기를 꺼려하는 마그네슘 이온이나 황산 이온의 작용으로 장의 수분 흡수를 막아서 잔존 수분을 변에 침투시켜서 부드럽게 하는 '염류 설사약' 등이 있습니다.

또한, '자극성 설사약'은 주로 3가지 계열로 분류됩니다. '안트라키논 계열'은 알로에나 센나 등의 생약을 주원료로 합니다. 효과가 강하기 때문에 중증 변비 환자에게 사용되는 일이 많습니다. '페놀프탈렌 계열'은 대장의 점막을 자극하는 물질 '페놀프탈렌 유도체'를 사용한 설사약입니다. '디페닐메탄 계열'은 대장의 점막을 자극하여 연동운동을 촉진하는 비교적 새로운 약입니다. 위나 소장에서 분해되지 않는 성질도 있기 때문에 대장에서 변의 수분을 증가시켜 변을 부드럽게 하는 효과도 있습니다.

　설사약은 정말로 괴로울 때에 도움을 주는 고마운 약이지만, 남용하면 몸이 자력으로 움직이는 것을 게을리하게 되므로 빈번하게 사용하는 것은 금물입니다. 식생활이나 자율신경의 균형에 신경 쓰고, 장에 유익한 생활을 함으로써 약에 의존하지 않고 배변할 수 있도록 합시다.

프리바이오틱스란?

장에 좋은 식생활의 기본은 발효식품을 적극적으로 먹는 것입니다. 발효식품으로 가장 먼저 떠오르는 것은 요구르트일 것입니다. 요구르트라면 가장 먼저 떠오르는 것은 유산균이라는 분도 많을 것입니다. TV 방송이나 광고에서도 요구르트나 유산균 음료의 효과를 널리 알리고 있으며 실제로 매일 식생활에도 도입하여 배변이 좋아졌다고 실감하는 분들도 많을 것입니다.

요구르트 관련 상품은 값이 싼 것부터 비싼 것까지 여러 가지가 있는데, 가격의 차이는 사실 균의 종류에 따른 차이입니다. 알파벳이나 숫자로 균의 종류를 표시하는데 각각 어떤 효과가 있으며 어떻게 다른지는 일반인이 알기 힘듭니다.

선전 문구만을 보면 같은 요구르트라도 기능에 커다란 차이가 있는 것처럼 보이기도 합니다. 하지만 실제로는 장내 세균에 대해서는 아직 모르는 것투성이입니다. 중요한 것은 선전 문구보다도 자신의 장에 맞는 것을 선택하는 것입니다. 아무리 귀한 균이나 많은 사람들에게 효과적인 균이라고 해도 당신의 장내 플로라에 꼭 맞는다는 보장은 없습니다. 먹은 후 배변이 좋아지는가, 배에서 나는 소리나 장의 움직임은 어떤가, 변이나 방귀에 불쾌한 냄새가 없는가… 등을 체크해야 합니다.

선전문구로는 최근에는 '산 채로 장까지 도달'이라는 것이 중요시되고 있습니다. 기능이 높은 비피더스균, 유산균을 산 채로 장에 도달시킬 수 있다며 그것이 장내 플로라에 정착해서 번식하는 것을 목적으로 균을 섭취하는 것을 '프로바이오틱스'라고 합니다.

하지만 최신 연구에서 이것은 현실적이지 않다는 것이 밝혀졌습니다. 설령 균이 산 채로 장에 도달해도 균의 수명은 그렇게 길지 않기 때문에 그 균이 장내 플로라 속에서 정착, 번식하여 균의 점유율을 바꿀 가능성은 거의 없습니다. 다만 그렇다고 해서 요구르트나 발효식품을 먹는 의미가 없다는 것은 아닙니다. 오히려 그 효과가 입증되었기 때문입니다.

알기 쉽게 설명하자면, 먹은 비피더스균이나 유산균은 장 속 유익균의 먹이가 되어 유익균을 건강하게 합니다. 그것을 본 중립균이 유익균에 가세하여 장내 플로라의 생태가 유익하게 되는 것입니다. 균은 산 채로 장에 도달하거나 죽은 채로 장에 도달하거나 상관이 없습니다. 우리들이 평소에 먹는 고기나 야채 역시 일반적인 환경에서 산 채로 먹기란 힘듭니다. 하지만 살아있지 않더라도 먹으면 힘이 납니다. 균도 마찬가지입니다.

살아있는 균을 정착시킨다는 프로바이오틱스 이론

에 비교하여 유익균의 먹이가 되는 유산균이나 비피더스균, 그리고 식이섬유를 공급하여 장내 환경을 개선하는 사고방식을 프리바이오틱스 이론이라고 합니다. 장내 플로라에 관한 연구는 현재 전 세계에서 진행되고 있으므로 앞으로 좀 더 다양한 사실이 밝혀질 것입니다.

유익균의 먹이로서 효과적인 것은 요구르트의 비피더스균, 유산균만이 아닙니다. 오히려 일본의 전통적인 발효식인 낫또, 된장, 간장, 일본 술, 가츠오부시, 절임야채, 식초가 일본인의 장내 플로라를 좋게 한다는 의견도 뿌리 깊게 있습니다. 장내 플로라에는 '토착성'이 있어서 장내 세균의 분포를 조사하는 것만으로 인종을 알 수 있을 정도입니다. 낫또와 된장국, 절임야채를 먹는 습관을 소중히 여겨야 합니다.

현미는 "변활"에도 매우 효과적!

　장내 환경을 정비하는 프리바이오틱스 이론에서도 식이섬유 섭취는 매우 중요시되고 있습니다. 양질의 변을 만들어서 장을 청소할 뿐만 아니라, 장내 세포의 먹이가 되기도 하기 때문입니다.

　식이섬유를 섭취하기 위해서 야채나 과일을 많이 먹는 것도 좋지만 여기에도 한계가 있습니다. 그러므로 별로 의식하지 않고 먹는 주식으로 식이섬유를 섭취할 수 있다면 간편하고 좋지 않겠습니까? 예를 들어 현미는 백미의 6배나 되는 식이섬유가 들어 있어서 끼니마다 한 공기씩 하루 세 번을 먹는다면 하루에 필요한 식이섬유의 절반을 섭취할 수 있습니다. 이렇게 되면 야채나 과일로 섭취해야 할 양이 단숨에 줄게 되겠죠.

현미뿐만 아니라 식물의 씨앗은 껍질에 많은 영양소를 함유하고 있습니다. 당질 대사에 꼭 필요한 비타민 B군도 많기 때문에 살이 찌기 어렵게 됩니다. 꺼끌꺼끌한 식감이 싫다든가 먹기 힘들다는 이미지를 가지고 계신 분도 계시겠지만 만사 생각하기 나름입니다. 껍질은 잘 씹어야 삼킬 수 있기 때문에 타액의 분비를 촉진하여 소화, 흡수가 잘됩니다. 많이 씹으면 얼굴 근육도 탄력이 생기고 살이 빠지는 호르몬도 분비됩니다.

아울러 현미는 소금을 넣은 물에 하룻밤 담갔다가 밥을 하면 부드럽고 맛있게 밥을 지을 수 있습니다. 또한 현미는 백미에 비해서 5배가량의 마그네슘이 들어 있습니다. 설사약 설명 부분에서 말씀드렸듯이 마그네슘 이온은 장이 흡수하기를 꺼려하기 때문에 수분이 변에 많이 흡수되게 되어 변을 부드럽게 만드는 효과가 있습니다. 완전한 현미가 아니더라도 정미 방법을 바꿔서 7할, 5할, 3할 등 기호에 맞게 섞으셔도 나름대로 효과를 기대할 수 있습니다. 현미에는 장점이 많으므로 적당량 섭취하도록 합시다. 밥 이외에도 빵을 먹을 경우 흰색 빵보다는 전립분이나 통밀을 사용한 갈색 빵으로 바꾸면 식이섬유를 많이 섭취할 수 있습니다.

식물성 식품은 되도록 '껍질째' 먹도록 신경 씁시다. 밥이든 밀가루 음식이든 설탕이든 하얗게 정제된 것은 영양소의 많은 부분이 깎여져 손실된 상태입니다. 되도록 자연에 가까운 형태의 제품을 선택하면 영양가가 높아집니다. 우동과 메밀국수 중에서 선택한다면 메밀국수를 먹읍시다.

또한 외식이나 만들어진 음식을 사서 먹을 때에도 식이섬유를 많이 섭취할 수 있는 것을 선택하는 것이 중요합니다. 겨울철에는 야채나 버섯류를 많이 먹을 수 있는 전골 요리를 많이 드실 것을 권합니다. 식이섬유뿐 아니라, 마음이 맞는 사람들과 느긋하게 식사를 하는 것도 장에 좋습니다. 몸도 마음도 푸근해집니다.

식사 이외에도 평소에 섭취하는 것을 식이섬유가 많은 것으로 바꿀 수 있습니다. 예를 들면 매일 마시는 커피를 코코아로 바꾸면 식이섬유를 섭취할 수 있습니다. 간식도 견과류나 프룬 등의 건과일을 택하십시오. 설탕을 듬뿍 넣은 케이크 대신에 팥 앙금이 들어간 과자를 먹는 것도 좋습니다. 변비 증상이 심한 분은 수용성 식이섬유가 많이 든 음식을 드시라고 반복해서 말씀드렸습니다만, 약간의 아이디어로 실천할 수 있는 것도 '변활'의 강점입니다.

식이섬유를 먹기 쉽게 하자

식이섬유가 중요하다는 것을 알아도 식감 때문에 먹기가 힘들다는 분들도 계실 것입니다. 그것을 먹기 쉽게 하는 방법을 소개하겠습니다.

먼저 아침에 권하고 싶은 것은 생주스입니다. 믹서가 있으면 좋아하는 과일, 야채로 신선한 주스를 만들어 마십시다. 사과, 키위, 바나나 등의 과일과 요구르트를 쓰는 것이 비결입니다. 얼린 재료를 사용하는 스무디도 나쁘지 않지만 온도가 너무 낮다는 것은 감점 요인입니다. 아침에는 교감신경이 높기 때문에 다소 찬 것은 문제가 아니지만 찬 것이 거북한 분들은 냉장 또는 상온 상태로 만드십시오.

손쉽게 요리할 수 있는 것은 샐러드입니다. 양상추, 양배추와 같은 야채도 좋지만 꼭 섭취해야 할 것은 점성이 있는 야채와 버섯류, 그리고 해조류입니다. 아울러 권하고 싶은 것은 미역귀나 꼬시래기를 베이스로 한 드레싱입니다. 끈적함과 걸쭉함이 있는 식감을 살려서 식초나 쯔유, 흰깨와 매실 말린 것을 곁들이면 맛있는 샐러드가 됩니다. 야채는 계절에 맞는 거라면 뭐든지 좋지만 송이버섯, 미즈나(경수채), 긴송이버섯, 오크라 등이 수용성 식이섬유가 풍부하므로 추천합니다.

그리고, 야채가 듬뿍 들어 있으면서도 마음까지 훈훈하게 해주는 것이 따뜻한 스프입니다. 건더기가 많이 든 야채 스프로 만듭시다. 조리 포인트는 우유가 아닌 두유를 쓰는 것입니다. 대두에는 식이섬유뿐만 아니라 장내 세균이 좋아하는 올리고당이 들어 있습니다. 건더기로는 우엉, 당근, 연근, 무 등의 야채를 듬뿍 넣고, 토란이나 감자, 송이버섯 등의 버섯류도 잘 맞습니다. 배추김치를 기본으로 표고버섯, 송이버섯, 팽이버섯 등 버섯류를 듬뿍 넣은 매운 맛의 김치 스프 등도 좋습니다.

장에 좋은 간식도 여러 가지를 만들 수 있습니다. 한천(칸텐: 寒天), 올리고당 시럽, 고구마, 요구르트 등, 그리고 완화 작용이 있는 프룬 등도 권장 식품입니다. 하지만, 맛있다고 과식하면 안 되니 주의하십시오.

어린이 변비에 대하여

    어린이의 경우, 항문이 작기 때문에 배변 시에 통증이 수반되며, 그로 인한 두려움 때문에 변비가 되는 경우도 있습니다. 그런 경우에는 마취를 해서 항문을 넓히는 치료가 필요합니다. 일주일 이상 자녀의 변이 나오지 않는 경우에는 그러한 이상이 없는지 의사와 상담하시기 바랍니다. 특히 소아외과 전문의와 상담하는 것이 좋습니다.

    아직 이유식이 시작되기 전의 아기는 먼저 배 마사지부터 하시기 바랍니다. 식물성 오일 등을 사용하여 손이 잘 미끄러지도록 한 후, 피부에 부담을 주지 않도록 하십시오. 그래도 변이 안 나올 경우에는 약간 큰 사이즈의 스포이트와 같은 것으로 물을 항문에 뿌리면 반사 작용으로 변이 나오기 쉬워집니다.

어린이의 장 신경이 성숙해 가는 것은 보통 2세 무렵입니다. 4세까지 걸리는 어린이도 있습니다. 항문에 문제가 없다면 4세 정도가 되면 자연스럽게 좋아지는 것이 일반적입니다. 앞서 소개한 바와 같이 전문의와 상담한 후 항문에 이상이 없다면 초조해하지 마시고 이런 저런 방법으로 배변을 쉽게 하는 대처법을 생각합시다.

어린이의 변비가 심해지면 신경질적이 되고 안절부절못하게 되며 다동성장애(역주: ADHD)로 이어지는 경우도 있습니다. 부교감신경도 저하되어 장의 연동운동도 약해져서 변비가 더 심해지면 등교 거부를 하는 어린이도 있을 정도입니다. 하지만 부모님이 너무 과민해지시는 건 역효과이기 때문에 전문의와 힘을 합쳐서 확실하게 치료하십시오. 어린이라도 식생활 개선은 어른과 다름없기 때문에 이 책을 참고로 식이섬유나 유산균, 올리고당 등을 섭취할 수 있는 메뉴를 생각하십시오. 하지만 이유식을 하는 아이의 경우에는 무리하게 섬유질만 먹이면 배가 팽창되므로 주의하시기 바랍니다. 먹는 양이 늘게 되면 자연스럽게 변비가 해소되는 경우도 많으므로 경과를 주시하시기 바랍니다.

어린이가 변비가 되면 노이로제가 될 정도로 걱정하는 어머니가 계십니다. 하지만 자율신경은 가까운 사람으로부터 영향을 받기 때문에 어머니가 그런 상태에 빠지면 아이의 자율신경 역시 흐트러지고 변비가 더욱 악화될 수밖에 없습니다. 먼저 어머니의 자율신경을 정돈하는 것이 아이의 변비를 고치는 지름길이라고 생각하시고, 너무 과민해지지 않도록 하는 것이 가장 중요합니다.

중증 변비는 병원에서

변비는 병이 아니라고 생각하는 분도 계십니다. 하지만 중증 변비는 심각한 질병입니다. 개중에는 숙변이 4kg이나 쌓여서 1년씩이나 배변을 하지 못하고 고생하는 분도 계십니다. 자각 증상이 없기 때문에 방치해 두면 일상생활에 지장을 초래하는 경우도 있습니다.

"변비 정도로 병원에 간다고요?"라고 주저하는 분들도 많으신데, 조금이라도 걱정이 되신다면 주저 없이 진찰을 받으십시오. 일반적인 변비의 정의는 '3일 이상 변이 나오지 않는 것, 매일 변을 보더라도 탁구공 크기 정도(35g) 정도밖에 안 나오는 것'이라고 하는데 일주일 이상 변이 안 나오는 상태가 계속되면 주저

없이 병원에 갑시다.

중증 변비인데도 시판 중인 설사약이나 변비약만을 복용하고 병원에 가지 않는 분이 계시는데, 이것은 매우 위험합니다. 약으로 장을 자극해서 강제적으로 움직이게 하면 변을 내보내는 힘이 점점 저하되어 버리기 때문입니다. 또한 변이 나오더라도 잔변감이 강한 경우에는 직장류直腸瘤가 의심됩니다. 이것은 직장 안에 포켓이 생겨서 여기에 변이 쌓이는 질병입니다. 무리하게 힘을 주면 오히려 악화되므로 잔변감이 신경 쓰일 때도 병원에서 상담하시기 바랍니다.

먹은 음식이 장 속에서 오래 체류하면 변이 이상발효(부패)를 일으켜서 유해균이 만연하게 되어 장내 환경은 최악의 상태가 됩니다. 장 속에서 부패가 더 진행되면 일상생활에 심각한 영향을 끼치게 됩니다. 예를 들면 방귀 냄새가 심해지거나 구취, 체취에서 변의 냄새가 약하게 나는 경우도 있습니다. 심한 경우에는 배가 아프거나, 구역질, 식욕부진, 어지럼증 등 다양한 증상을 불러일으킵니다.

변비일 경우 보통 위장내과나 소화기내과, 내과에서 진료를 받지만, '변비외래'라는 전문 외래를 둔 의료기관도 있습니다. 변비에 특화한 변비외래는 보다 다각적인 진료를 할 수 있을 것입니다. 그 수는 아직 많지 않지만 변비외래가 있는 병원이 있다면 그곳에서 진찰을 받는 것도 좋습니다. 다음은 저의 근무처와 저의 파트너가 원장을 맡고 있는 클리닉을 소개하겠습니다.

준텐도대학 부속 준텐도병원 프라이머리 케어 센터

도쿄도 분쿄구 혼고 3-1-3

전화: 03-3813-3111(대표)

고바야시 메디컬 클리닉 도쿄

도쿄도 하마구 아카자카 2-3-5

아카자카 스타게이트 플라자 2층

전화 03-3589-3717

긴급대응에는 의사가 필요하지만 그 이후의 컨디션 조절은 자신의 의지로 '생활습관'을 개선해 가는 것이 필수적입니다. 매일 아침식사를 거르고 출근하거나 일이 바빠서 스트레스가 쌓이는 생활을 계속하면 아무리 적절한 치료를 받아도 변비는 낫지 않습니다. 설령 일시적으로 좋아진다고 해도 다시 같은 증상으로 고생하게 될 것입니다. 어떤 병이라도 고치는 것은 자기 자신이라는 의식을 갖는 것이 무엇보다도 중요합니다. 변비를 치료하고자 한다면 자기 자신의 의식을 바꾸는 것부터 시작합시다.

제4장

장으로 살을 빼는 방법
– 실천편

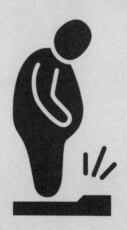

손쉽게 할 수 있는 배변력 트레이닝

이 장에서는 총정리로 인생이 잘 풀리는 장활 트레이닝을 소개하겠습니다. 장은 자극을 받으면 의외로 쉽게 반응합니다. 아침에 컵 한 잔의 물을 마시는 것도 위에 들어간 물의 무게가 장을 자극하기 때문입니다. 반응이 좋은 분이라면 그것만으로 변의를 느낄 것입니다. 배변할 것 같은데 '약간만 더!'라는 상황에서도 장을 자극하는 운동은 매우 효과적입니다. 먼저 배변력을 키우는 트레이닝부터 시작합시다. 변활 규칙에 따라 장내 환경이 좋아지면 운동효과도 느껴지게 되므로 꼭 습관들여 보시기 바랍니다.

먼저 3가지로 나누어서 몇 가지 효과적인 운동을

소개하겠습니다. 제2장에서 소개한 운동으로는 부족하다는 분은 꼭 해보시기 바랍니다. 물론 이것들을 모두 할 필요는 없습니다. 제3장의 '변비 유형 문진표'에서 확인한 자신의 변비 유형을 바탕으로 부족한 부분을 운동으로 보충하십시오.

'부교감신경을 고조시키기 위한 워밍업'은 퍼포먼스를 향상시키는 준비 체조로서 프로 스포츠 선수에게도 지도하는 탁월한 프로그램입니다. 일반적인 생활을 하시는 분들도 자율신경이 정돈되고, 장내 환경이 개선되며, 컨디션이 좋아지므로 저녁식사 후 등의 시간에 실시해서 수면의 질을 향상시키시기 바랍니다.

(1) 부교감 신경을 고조시키는 워밍업

자율신경의 균형을 갖춤과 더불어 부교감신경의 레벨도 향상시키는 4가지 체조입니다. 언제라도 괜찮으니 1분 정도를 기준으로 해보시기 바랍니다.

●몸통 늘리기

옆구리 근육을 늘려서 장을 자극하고, 혈류를 향상시키는 운동입니다.

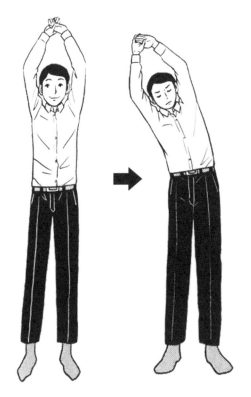

숨을 들이쉬면서 잡은 손 쪽으로 천천히

〈 몸통 늘리기 〉

① 발을 어깨너비로 벌리고 섭니다. 숨을 들이쉬면 서 양팔을 위로 뻗고 한쪽 손으로 다른 쪽 손을 잡습니다.

② 천천히 숨을 내쉬면서 잡은 손을 잡아당기며 옆 으로 넘어뜨리는 감각으로 몸통의 측면부를 늘 려 갑니다.

③ 숨을 들이쉬면서 원래의 위치로 돌아옵니다.

④ 손을 바꾸어 잡고 천천히 숨을 내쉬면서 반대쪽 몸통 측면을 늘립니다.

● 상반신 늘리기

등부터 옆구리에 걸쳐 이완시키고 부교감신경을 향상시킵니다.

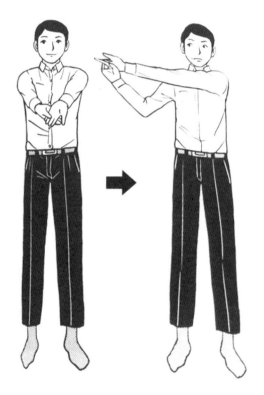

잡은 손으로 팔을 확실하게 늘입니다.

〈 상반신 늘리기 〉

① 발을 어깨너비로 벌리고 섭니다. 숨을 들이쉬면서 손등을 위로 하여 양팔을 곧바로 뻗고 한쪽 손으로 다른 한쪽 손을 잡습니다.

② 천천히 숨을 내쉬면서 잡은 손을 앞으로 잡아당겨서 상반신을 늘립니다. 허리를 지지점으로 상반신을 비트는 느낌입니다.

③ 숨을 들이쉬면서 원래의 위치로 돌아옵니다.

④ 손을 바꾸어 쥐고, 천천히 숨을 내쉬면서 반대쪽으로 비틉니다.

● 견갑골 풀기

고양이 등 자세로 혈류가 나빠진 견갑골의 가동범위를 넓힙니다.

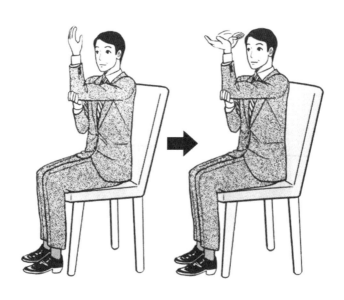

반대쪽 손으로 팔꿈치를 고정하고 손목을 돌립니다.

〈 견갑골 풀기 〉

① 앉아서(또는 서서) 등을 폅니다.

② 한쪽 손을 앞으로 뻗고 손목이 위를 향하도록 팔꿈치를 직각으로 구부립니다.

③ 반대쪽 손으로 팔꿈치를 단단히 받쳐서 고정합니다.

④ 구부린 쪽 손목을 오른쪽 방향으로 10회, 왼쪽 방향으로 10회 돌립니다.

⑤ 좌우의 손을 바꾸어 잡고, 마찬가지로 손목을 돌립니다.

● 고관절 풀기

근육이 아닌 고관절 자체를 자극하는 운동입니다.

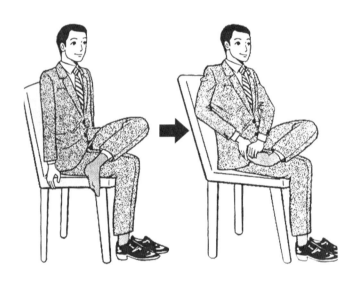

발을 반대쪽 무릎에 올리고 빙글빙글 돌립니다.

〈 고관절 풀기 〉

① 의자에 앉아서 발을 반대쪽 무릎 위에 얹습니다.

② 손으로 발목을 오른쪽으로 10회, 왼쪽으로 10회
돌립니다.

③ 발을 바꾸고 반대쪽 발목을 돌립니다.

(2) 장의 연동운동을 촉진하는 트레이닝

장의 연동운동을 촉진시키고자 하는 타이밍에 하면 좋습니다. 취침 전이나 배변 전에 하는 것이 효과적입니다.

● 몸통 트위스트

몸을 비틀어서 효과적으로 장을 자극하여 연동운동을 촉진합시다.

① 가볍게 발을 벌리고 위를 보고 눕습니다. 양팔을 옆으로 벌립니다.

② 오른쪽 무릎을 구부리고 허리부터 아랫쪽을 왼쪽으로 비틉니다. 이때 상반신을 반대쪽으로 비트는 느낌으로 5초 정도 정지합니다.

③ 발을 바꾸고 반대쪽으로 비틉니다.

● 복식 호흡 복근

여성의 경우는 특히 복근이 약해서 변비의 원인이 되는 경우가 있습니다. 복압을 가해서 연동운동이 일어나기 쉽도록 합시다.

① 바로 눕습니다. 이때 허리 밑에 쿠션을 깔아 놓습니다. 발은 가볍게 벌리고 양쪽 무릎을 직각으로 구부리며, 양팔은 가슴 앞에서 교차시킵니다.

② 호흡을 멈추지 않도록 의식하면서 상체를 약간 들어 올립니다. 자기 배꼽을 보는 자세입니다. 쿠션에서 떨어지는 정도면 됩니다. 20회를 목표로 반복합니다.

● 장 스트레칭

배를 늘리는 동작으로 장에 자극을 줍니다. 심호흡을 조합하여 부교감신경을 고조시킵니다.

① 엎드려서 양손으로 상체를 일으킵니다. 이때 양팔을 뻗고 무릎은 발끝이 보이도록 직각으로 구

부립니다.

② 이 자세를 유지하면서 심호흡을 반복하면서
   30초 유지합니다.

(3) 항문 괄약근을 자극하는 트레이닝

원활한 배변이 가능하도록 외항문 괄약근을 단련하
여 배변 신호를 보내는 기능의 저하를 예방합니다.

● **가랑이 찢기**

평소에는 자주 쓸 일이 없는 가랑이 주변의 근육을 스트레칭 합시다.

① 크게 다리를 벌리고 서서 무릎을 구부려서 허리
   를 낮춥니다. 스모의 다리 벌린 자세를 연상하시
   면 됩니다.

② 양쪽 무릎에 손바닥을 얹고 엉덩이를 천천히 비
   틉니다. 좌우 10~15초 정도 유지합니다.

●항문 트위스트

항문에 자극을 주는 점에서 효과적인 재래식 화장실 자세를 떠올립니다.

① 다리를 크게 벌리고 주저앉습니다. 균형을 잡기 힘들 때에는 벽이나 의자의 등받이 등을 잡습니다. 이때 발뒤꿈치를 땅에 붙일 수 있으면 붙인 채로 쪼그려 앉습니다.

② 엉덩이를 좌우로 흔드는 감각으로 몸을 비틉니다.

너무 힘을 주는 것은 위험

　변이 안 나오면 무심코 너무 힘을 주게 됩니다. 하지만 그것이 다양한 문제의 원인이 됩니다. 먼저 '치질'이 생기기 쉽습니다. 출산 후에는 직장에 포켓이 생기는 '직장류'에도 걸리기 쉽습니다. 가장 위험한 것은 뇌졸중 등 심각한 혈관 트러블입니다. 숨을 멈추고 힘을 주면 이것이 뇌졸중 등 위험한 질병을 일으키는 원인이 되는 경우가 있습니다. 고령자는 원래 기온차가 심한 겨울에는 화장실에서 뇌졸중 등을 일으키기 쉬운데, 호흡을 멈추고 힘을 주는, 혈관에 가장 위험한 요소가 더해지면 위험은 훨씬 더 커지게 됩니다. 고령자가 아니더라도 숨을 멈추는 것은 전신의 혈류를 나쁘게 하기 때문에 절대로 하지 않도록 주의하십시오.

배변을 하고 싶어도 좀처럼 나오지 않을 때에는 '잠시 후퇴'하는 것이 좋습니다. 신경질적이 되면 교감 신경이 높아지고 더 안 나오게 되기 때문입니다. 일단 깔끔히 포기하고 마음의 여유를 갖는 것이 중요합니다. 운동을 하는 등 다른 것을 하다 보면 의외로 쑤욱 하고 나오기도 합니다. 그러기 위해서는 시간적 여유도 필요합니다. 아침을 배변 타임으로 할 경우, 여유를 갖고 일어나도록 합시다.

비데로 항문을 자극하는 사람은 마사지나 운동으로 바꾸는 것이 좋습니다. 지금은 공공 화장실에 비데가 설치되어 있는 경우도 많지만 비데가 없는 곳에서도 자신 있게 배변하는 것보다 나은 것은 없습니다.

어쨌든 '배변해야지!'라는 마음은 오히려 배변을 어렵게 합니다. 부교감신경을 고조시키는 '4-8 호흡'(p.102)을 하면서 편안한 마음으로 화장실에서의 시간을 보냅시다. 보통은 5분 이내에 변의가 오지만 안 나올 경우에는 포기하는 것도 중요합니다. 매일 안 나오더라도 걱정할 것은 없습니다.

자율신경에 좋은 운동

  적당한 운동은 변비에도 좋습니다. 다만, 어디까지나 적당하게 하는 것이 중요합니다. 이때도 너무 열심히 하지 않는 것이 중요합니다. 개인차도 있기 때문에 매우 애매한 부분이기는 하지만 운동도 도를 넘게 하면 교감신경 우위를 조장하게 되어 오히려 스트레스의 원인이 될 수밖에 없습니다. '운동은 하면 할수록 건강해진다'는 생각은 옳지 않다는 것을 의식할 필요가 있습니다.

  제가 특히 염려하는 것은 '러닝 붐'입니다. 매년 도쿄 마라톤이나 오사카 마라톤 등 전국 각지에서 대회가 열리고 수많은 러너들이 참가합니다. 더구나 많은 분들이 매우 강박적으로 기록에 도전하는 듯합니다. 물론 도전 정신은 훌륭한 것이지만, 소모라는 측면에서나 정신적인 부담 측면에서나 결코 건강에 도움이 되지 못하는 경우가 많다고 생각됩니다.

러닝보다도 훨씬 좋은 것이 워킹입니다. 인간이라는 동물에게 걷는 것은 매우 자연스러운 일이며, 오히려 계속 앉아 있는 것보다는 계속 걷는 것이 몸의 건강을 유지할 수 있다고 생각합니다. 걷는 동안 심장이나 폐, 혈관에 무리가 되는 일은 없습니다. 하지만 지방 연소 효과는 매우 높습니다. 전신의 펌프 기능이 작동하여 혈류가 좋아지고 리드미컬한 운동으로 행복 호르몬인 세로토닌이 분비되어 부교감신경 우위가 됩니다.

워킹이 효과적인 시간은 저녁부터 밤이지만, 안전이나 시간 확보 측면에서 어렵다면 아침이나 점심에도 상관없습니다. 아무 어려울 것이 없습니다. 출근 시에 도보하는 기분으로 하면 됩니다. 일반적으로는 조금 빨리 걷는다고 소비 칼로리에 큰 차이가 생기는 것은 아니기 때문입니다. 오히려 기도를 확장시키기 위해서 등을 펴고 느긋하게 걷는 것이 부교감신경을 고조시킬 수 있습니다. 중요한 것은 즐기는 것입니다. 얼굴을 들고, 입꼬리를 올리고, 미소를 띤 표정으로 걷고 있으면 점점 기분이 밝아져서 몸이 이완되고 장의 상태도 좋아질 것입니다.

퍼포먼스와 존

저는 일류 스포츠 선수의 컨디셔닝에도 관여해 왔습니다. 그분들에게도 부교감신경의 레벨을 높이는 것은 매우 중요합니다.

스포츠 선수는 극도의 긴장 상태에서 항상 최고의 퍼포먼스를 요구받고 있습니다. 긴장된 상황은 스트레스 상황이므로 교감신경이 고조됩니다. 보다 많은 산소를 들이마시기 위해서 심박수가 오르고 호흡도 커집니다. 정신적으로는 집중력이 높아지지만 냉정함을 잃기 쉽습니다. 또한, 순발력은 높아져도 세밀한 컨트롤을 잃게 될 가능성이 높아집니다. 이것은 비즈니스의 경우에도 마찬가지라는 생각이 듭니다.

스포츠건 업무건 긴장 상태에서 하이 퍼포먼스를 실현하려면 교감신경과 부교감신경이 모두 높은 레벨일 필요가 있습니다. 마음은 뜨겁고 머리는 차갑게, 최고의 집중력과 단련된 감각 – 그런 상태를 '존'이라고 부릅니다. 존에 들어온 운동선수는 경이적인 퍼포먼스를 보여줍니다.

외과수술을 할 때, 저도 존에 들어갈 필요가 있었습니다. 그때를 위해 저 나름대로 터득한 것이 '4-8 호흡법'이었습니다. 제가 일류 운동선수에게 지도하고 있는 것도 단순하게 말하자면 이 4-8 호흡법입니다.

현대의 직장인도 하이 퍼포먼스를 요구받고 있습니다. 그것은 업무 내용과 방법이 시대와 함께 변화해왔기 때문입니다. 1950년대 중반에서 70년대 중반까지, 일본이 고도 성장기였을 때에는 열심히 일하기만 해도 누구나 최고의 퍼포먼스를 할 수 있는 단순한 구도였습니다. 그렇기 때문에 개인의 능력차에 초점이 맞춰지는 경우는 지금처럼 많지 않았다고 해도 좋습니다. 라이벌 기업을 포함하여 업계 전체가 대체로 비슷한 패턴으로 성장했고, 개별 사원 역시 대체로 비슷한 패턴으로 출세를 할 수 있었습니다. 당시 샐러리맨의 출세를 결정한 것은 종신고용을 전제로 한 '연공서열' 규칙이었습니다.

하지만 현대의 비즈니스 세계는 전혀 다른 양상을 띄고 있습니다. 당연시되어왔던 종신고용, 연공서열 시스템은 글로벌화와 함께 점점 무너져 갔습니다. 지금은 실력 있는 사람이 주목받고 특별대우를 받는 것이 당연한 시대입니다. 기업에 따라서 다소 시간차는 있지만, 이미 많은 직장에서 연령이나 성별, 인종을 불문하고 능력주의, 실력주의에 따라 조직이 운영되고 있습니다. 그에 따라 개개인의 종업원은 자신의 퍼포먼스를 항상 평가받고, 관리받고 있습니다.

또한 직장인의 의식 또한 바뀌었습니다. 가족과 함께 시간을 보내거나 취미를 즐기는 시간을 늘리고 심신을 회복하는 것도 직장인의 의무라고 여기는 의식도 점차 확산되고 있습니다. 장시간 노동으로 건강을 해치는 방식은 과거의 유산이 되어갈 것입니다.

이러한 시대의 요구에 부응하여 현대의 직장인은 짧은 노동시간 동안 높은 성과를 내는 하이 퍼포먼스를 요구받고 있습니다. 커뮤니케이션 능력, 관리회계 기술, 결단력과 행동력, 근력 트레이닝, 어학력, 정보 활용술, 프로그래밍… 접근 방법은 다양하지만 모두 고효율로 성과를 내기 위한 노력이라고 할 수 있을 것입니다.

최고 수준의 운동선수나 직장인 모두 하이 퍼포먼스를 위해 존에 들어가야 합니다. 호흡을 지배하면 자율신경을 지배합니다. 여러분도 꼭 4-8 호흡법을 마스터해서 존에 들어가는 비결을 터득하시기 바랍니다.

무엇보다 중요한 것은 '리듬'

"다이어트에서 가장 중요한 것은 무엇인가요?"

자주 듣는 질문입니다만, 그렇게 간단히 대답할 수 있는 것이 아닙니다. 다만, 소거법으로 '이것은 아니다'는 것을 지워간다면, 얼마든지 있습니다. 놀라실지 모르겠지만, 일반적으로 말하는 '식사 제한'이나 '운동'은 간단하게 제외시킬 수 있습니다. 그 이유는 간단. 감량을 위해서 '특별한 것을 하는 것'은 그다지 중요하지 않기 때문입니다. 특별한 일을 하는 데에는 부하가 걸립니다. 다시 말해 스트레스입니다.

- 먹고 싶은 것을 먹을 수 없다.

- 운동 목표를 달성해야 한다.
- 목표 달성까지 끈기 있게 할 수 있을까.
- 목표 달성을 한 후에도 지속할 수 있을까.

걱정은 끝이 없습니다. 특별한 일, 무리한 일이 습관이 될 수는 없습니다. 지향해야 할 것은 생활습관을 바꿔서 살이 찔 걱정이 없는 몸이 되는 것입니다. 예를 들어 금연에 성공한 많은 분들이 두 번 다시 흡연자로 되돌아가지 않기로 정하고 실제로 그것을 지키는 경우가 많습니다. 하지만 다이어트를 한 사람은 어떨까요? 많은 경우 두 번 다시 살이 찌지 않겠다고 마음속으로 정해도 다시 살이 찌게 됩니다. 이 차이는 무엇일까요?

그것은 체질의 변화입니다. 단순히 의존증이나 니코틴 중독에서 벗어나고 싶다고 생각하는 것만이 아니라, 담배 성분을 싫어하게 되는 체질로 바뀌었기 때문이 아닐까요? 어쩌면 장이나 장내 플로라가 반응하고 있는 것인지도 모른다는 생각까지 듭니다. 다이어트의 경우도 살찌지 않는 체질, 살찌는 것을 거부하는 체질로 변신하면 되는 것입니다. 그러기 위해서는 어떻게 해야 할 것인가가 문제입니다.

그렇게 생각하면 저는 한 가지 해답이 떠오릅니다. 그것은 '리듬'입니다. 다시 금연을 예로 들자면, 담배도 리듬에 따라 피우게 되는 부분이 많습니다. '그 일을 끝내고 나면 한 대, 이것이 끝나면 한 대'라는 식으로 정해진 리듬에 따라 자동적으로 피우게 되는 것입니다. 다이어트의 경우는 올바른 식습관과 자율신경의 밸런스를 정비해서 장내 환경과 장의 기능을 좋게 만드는 것이 전체적인 그림입니다. 그것을 만들어가는 것은 무엇인가 하면, 생활의 리듬입니다. 좋은 리듬을 만들고 그것이 습관이 되는 것이라고 생각합니다.

업무 사정상 어려운 분들도 계시겠지만 체내 시계를 흐트러뜨리는 야행성 생활은 아무래도 자율신경을 무너뜨리기 쉽습니다. 먼저 아침에 일찍 일어나는 것이 좋은 생활 리듬을 만들기 위한 첫걸음입니다.

다음으로 주의해야 할 것은 식사 시간입니다. 특히 저녁식사를 취침시간에 가까운 시간대에 하게 되면 좀처럼 잠들기가 힘들어지고, 수면의 질이 저하되어 피로가 쌓이는 악순환이 되풀이됩니다. 그뿐만 아니라, 자율신경의 균형도 무너져 버립니다. 저녁식사는 취침시간 3시간 전, 가능하면 오후 8시까지 마치도록 합시다.

그리고 식사 리듬에서 가장 중요한 것은 '6의 법칙', 다시 말해, 아침식사, 점심식사, 저녁식사를 6시간마다 먹는 것이 기본이라는 법칙입니다. 6시간의 근거는 소화 속도 때문입니다. 먹은 것이 소장의 끝에 도달하기까지는 6시간이 걸립니다. 이 타이밍이 공복감과 더불어 맛있게 식사를 할 수 있는 절호의 기회인 것입니다. 이 리듬을 지킬 수 있다면 장내 환경도 비약적으로 향상됩니다.

장에 보틀넥이 생기는 이유는 주로 스트레스가 원인입니다. 배가 고픈데도 식사를 할 수 없다면 짜증이 나는 것은 당연한 일입니다. 만일 그것에 익숙해져서 차분함을 유지할 수 있다고 해도 장과 장내 세균의 짜증은 나아지지 않습니다. 장의 스트레스는 보틀넥의 원인이자 자율신경을 무너뜨리는 원흉인 것입니다.

장이 원하는 타이밍에 리듬감 있게 맛있는 식사를 하는 것은 '무엇을 먹는가'보다 훨씬 중요합니다. 예를 들어 '6의 법칙'에 따르면 아침 6시에 아침식사를 먹는 것이 바람직합니다. 이상적인 것은 밥과 된장국, 절임채소를 먹고, 식후에 요구르트를 먹는 것이 좋지만, 이른 아침마다 그것을 계속하는 것은 매우 힘듭니다. 그렇다면 어떻게 해야 할까요?

할 수 없는 것을 무리하게 하려고 해도 지속하기가 어렵습니다. 지속되지 않는 것을 습관화하려고 하면 역시 무리가 생깁니다. 그렇다면 바나나 한 개와 요구르트라도 상관없습니다. 몸이 이상적인 리듬을 유지할 수 있는 현실적인 메뉴로 충분합니다. 몸에 스트레스가 되는 것은 식사 내용보다도 먹고 싶은 시간에 먹지 않는 것입니다. 이러한 것을 명심하고 아침부터 장활에 적용하시기 바랍니다.

이 책은 '다이어트', '변비해소'를 기본으로 '장활'을 제안했습니다만, 장이 우리들의 심신에 끼치는 놀랄 만한 능력을 실감하셨으리라 생각됩니다.

'장은 모든 것을 알고 있다'

이것은 과장이 아닙니다. 장을 소중히 여기는 하루하루를 보내면 체중도 자연스럽게 줄고, 허리도 가늘어지며, 피부도 깨끗해집니다. 그리고 정신적으로도 여유가 생기고 업무의 퍼포먼스도 향상됩니다. 이 책의 서브타이틀은 '인생이 바뀌는 장활'인데 그 의미가 독자 여러분께 전해졌으리라 생각합니다.

부디 너무 열심히 하지 마시고 '장활'에 도전해 보시기 바랍니다. 장의 힘으로 분명히 당신의 인생은 바뀔 것입니다.

맺음말

이 책의 제1장에서 '장은 제2의 뇌'라기보다는 오히려 '뇌는 제2의 장'이 맞다는 말씀을 드렸습니다. 근래의 최신연구를 뉴스로 접할 때마다 저의 그러한 생각은 더욱 강해지고 있습니다.

장도 뇌도 신경세포로 둘러싸인 '생각하는 장기'이지만 생각의 방향성이 전혀 다릅니다. 뇌는 뭐든지 알고 싶어 합니다. 세상에는 모르는 편이 행복한 것도 많지만 뇌의 욕구는 멈출 줄을 모릅니다. 타인과 자신을 비교하고 더 많은 것을 탐욕하는 것이 뇌의 작용입니다. 그것이 경쟁을 낳고, 활력이 되며, 문명을 발전시켜왔다는 견해도 있지만, 그 때문에 불행해지는 경우가 없는 것은 아닙니다. 자동차와 교통사고, 화약과 폭탄, 학문의 보급과 수험 전쟁이 좋은 사례일 것입니다. 뇌는 자신의 능력으로도 부족해서 컴퓨터나 인공지능을 만들어냈습니다. 아마도 인공지능 역시 혜택과 불행의 양면성을 가지고 있으리라 생각합니다. 뇌腦와 닮은 한자로 고민, 괴로움을 의미하는 뇌惱라는 자가 있습니다. 문자의 오른쪽 부분은 머리카락이 난 머리의 정수리 부분을 나타낸 상형문자라고 합니다. 거기에 육체를 나타내는 月자가 붙으면 腦, 정신을 나타내는 忄가 붙으면 惱가 되는 것입니다. 생물의 진화 역사를 되돌아보면 장이 먼저 있고 훨씬 뒤에 뇌가 만들어졌습니다. 다시 말해 장이 고민을 뇌에 전가했다고 생각할 수도 있습니다.

뇌의 욕구는 끝이 없습니다. 그에 비해 장은 점잖고, 인내심이 많으며 겸허합니다. 자신의 능력을 뛰어넘는 것을 탐하지 않습니다. 뇌가 인공지능을 만들어내는 것과는 대조적으로 장은 어디까지나 옛날부터의 전통을 지키면서 장내 세포라는 자연과 함께 있으려고 합니다. 과학문명도 나쁘지는 않지만, 인간은 자연계에 서식하는 동물의 일종에 지나지 않습니다. 인류가 아무리 지능을 구사하여 우주를 마음대로 다루려고 해도 장내 세포의 능력을 빌리지 않으면 자신의 건강조차 유지할 수 없는 생물인 것입니다.

그것을 깨닫는 것이 중요하다고 저는 생각합니다. 뇌가 원하는 대로 행동하고 뇌에 끌려 다니는 것을 그만두고, 장과 장내 세포를 위해 온화한 생활을 한다면, 인간의 몸은 점점 건전해질 것입니다. 몸이 필요로 하는 에너지나 몸의 원재료가 되는 것은 모두 장에서 흡수되는 것으로부터 만들어집니다. 그 중요한 흐름을 만드는 것이 연동운동이며 배변인 것입니다. '건강은 장에서 시작해서 장으로 끝난다'는 말은 결코 과언이 아닙니다. 실제로 장내에 보틀넥이 사라지면 쉽게 살을 뺄 수 있습니다. 장내 세포와 면역세포가 강력한 팀을 짜서 암을 비롯한 다양한 질병을 격퇴시킵니다. 마음도 온화해지고 우울증이나 치매 등의 위험도 줄어듭니다.

제가 이토록 장에 고집스러운 이유는 제 자신의 경

험을 바탕으로 한 것입니다. 일찍이 외래과 의사로서 스트레스 과다의 바쁜 나날을 보내던 무렵, 심신의 균형이 깨지는 것을 자각했습니다. 업무 때문에 한순간도 긴장을 늦출 수 없는 시간이 계속되었고, 좀처럼 잠을 이루지 못하는 나날… 만성적인 피로감도 만연해 있었습니다. 말 그대로 '건강하지 못한 의사'의 표본이었습니다. 이대로는 안 되겠다고 생각해서 어떤 방법으로든 바꿀 방법이 없을까 나름대로 생각했지만 좀처럼 자유로운 시간을 갖기가 힘든 저로서는 지속할 수 없는 것들투성이었습니다.

하지만 저는 장의 연구자이기 때문에 장과 장내 세포의 힘을 믿고 그 파워를 최대한으로 활용하기로 했습니다. 아침형 생활로 바꾸고, 잠에서 깨면 한 잔의 물을 마시고 아침식사는 반드시 먹고, 빈 시간을 이용하여 몸에 부담이 되지 않는 워킹을 계속했습니다.

이러한 작은 노력이 쌓여서 생긴 결과는 놀라운 것이었습니다. 1개월 정도 지나자 피로가 확실하게 사

라졌습니다. 더구나 그 전까지 고민거리였던 피부 트
러블이 깔끔히 나았습니다. 3개월 정도 지나자 몸도
마음도 완전한 여유가 생겼습니다. 그러한 경험으로
부터 장이 가진 파워를 여러분께 전하는 것이 저의 사
명이라고 생각하게 되었습니다. 그것이 '변비 외래'를
개설하는 계기가 되었습니다.

    장이 좋아지면 자율신경의 균형이 정비됩니다. 이
상적인 자율신경 밸런스는 주위에도 전파되고 확산되
어 갑니다. 이 책이 거기에 기여할 수 있다면 더할 나
위 없겠습니다.

2017년 8월 준텐도 대학 의학부

출간후기

나의 장腸과 몸을 사랑하는 장활 다이어트를 통해 건강
한 삶의 지혜를 누리시길 소망합니다!

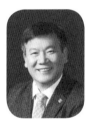

권선복(도서출판 행복에너지 대표이사)

　많은 수의 현대인에게 다이어트는 무엇보다 큰 관
심사라고 할 수 있을 것입니다. 하지만 과도한 다이어
트, 잘못된 방법의 다이어트는 건강에 오히려 해를 끼
치기도 합니다. 무조건 굶는 방법을 위주로 살을 빼려
고 하는 다이어트 방식은 거식증, 폭식증 등 건강에

큰 해를 끼치는 섭식장애를 불러오기 쉬우며 과도하게 운동을 하는 것도 건강에 오히려 역효과를 끼치기도 합니다.

이렇게 '열심히 살을 뺄 것'을 요구하는 사회 분위기 속에서 이 책『2주 만에 살 빼는 법칙』의 저자이자 준텐도 대학 의학부 교수인 고바야시 히로유키 박사는 완전히 다른 이야기를 합니다. 바로 '열심히 다이어트를 하지 않는 것이 다이어트의 비법'이라는 것입니다. 이는 우리 몸을 이해하지 못하고 몸을 괴롭히는 것으로는 다이어트라는 목적을 달성할 수 없다는 깨달음이기도 합니다.

이와 함께 고바야시 박사는 '장활', '변활'의 두 가지로 이루어진 새로운 다이어트 방법을 제시합니다. 이러한 다이어트 방법은 '장腸 건강이야말로 우리 몸과 마음의 건강에 직결된다'는 최신 의학 이론에 그 근거를 두고 있습니다. 실제로 최근의 의학 연구에서는 장내의 세포와 세균들로 이루어진 하나의 생태계, '장내 플로라'를 주목하고 있습니다. 장 건강이 신체 전반적인 컨디션에 영향을 미칠 뿐만 아니라 뇌와 정신 건강에까지 관련이 되어 있다는 것입니다. 즉, 장 건강을 챙김으로써 신체와 정신을 건강하게 하고, 이를 자연스럽게 다이어트에까지 연결시키는 방법입니다.

이 책이 제시하는 장 건강의 실천법은 명확하면서도 간단합니다. 또한 개개인의 장 건강 타입, 배변 타입 등을 세심하게 고려함으로써 누구나 자신의 타입에 맞춰 장 건강을 관리하고 다이어트를 할 수 있도록 돕고 있습니다. 분당삼성한의원 방민우 원장과 온데이 한의원 송승현 원장의 전문성을 살리면서도 읽기 편한 번역과 감수가 이 책을 읽는 독자분들의 장 건강 활동, '장활' 실천에 큰 도움을 줄 수 있을 것입니다.

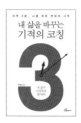

내 삶을 바꾸는 기적의 코칭

박지연 지음 | 값 15,000원

「내 삶을 바꾸는 기적의 코칭」은 '내면의 변화'의 길로 인도해 줄 안내서이다. 이 책은 하루에 딱 3분만 들여도 충분히 음미하고 생각할 수 있는 흥미로운 이야기가 가득하다. 내 삶을 변화시키고 내면을 변화시키는 것이 무작정 '어렵다'고 생각하기 쉽지만, 이 책은 오히려 아주 조그마한 생각의 전환만으로도 나를 바꿀 수 있음을 말하고 있다. 딱딱하게 말하는 자기계발서와는 달리, 독자에게 생각할 수 있는 여지와 여유를 준다는 게 차별점이라고 할 수 있다.

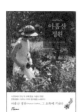

아홉산 정원

김미희 지음 | 값 20,000원

이 책 「아홉산 정원」은 금정산 고당봉이 한눈에 보이는 아홉산 기슭의 녹유당에 거처하며 아홉 개의 작은 정원을 벗 삼아 자연 속 삶을 누리고 있는 김미희 저자의 정원 이야기 그 두 번째이다. 이 책을 통해 독자들은 '꽃 한 송이, 벌레 한 마리에도 우주가 있다'는 선현들의 가르침에 접근함과 동시에 동양철학, 진화생물학, 천체물리학, 문화인류학 등을 아우르는 인문학적 사유의 즐거움을 한 번에 누릴 수 있을 것이다.

성공하는 귀농인보다 행복한 귀농인이 되자!

김완수 지음 | 값 15,000원

「성공하는 귀농인보다 행복한 귀농인이 되자」는 귀농·귀촌을 꿈꿔 본 사람들부터 진짜 귀농·귀촌을 준비해서 이제 막 시작 단계에 들어선 분들, 또는 이미 귀농·귀촌을 하는 분들까지 모두 아울러 도움을 줄 수 있는 책이다. 농촌지도직 공무원으로 오랫동안 근무하고 퇴직 후에 농촌진흥청 강소농전문위원으로 활동하고 있어서 현장 경험이 풍부한 저자의 전문성이 이 책에 고스란히 녹아 있다고 하겠다.

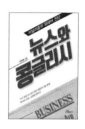

뉴스와 콩글리시

김우룡 지음 | 값 20,000원

이 책 『뉴스와 콩글리시』는 TV 뉴스와 신문으로 대표되는 저널리즘 속 콩글리시들의 뜻과 어원에 대해 탐색하고 해당 콩글리시에 대응되는 영어 표현을 찾아내는 한편 해당 영어 표현의 사용례를 다양하게 제시하기도 한다. 이러한 과정 속에서 독자들은 해당 영어 단어가 가진 배경과 역사, 문화 등 다양한 인문학적 지식을 알 수 있게 된다. 또한 많은 분들의 창의적이면서도 올바른 글로벌 영어 습관 기르기에 도움을 줄 수 있을 것이다.

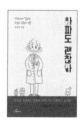

아파도 괜찮아

진정주 지음 | 값 15,000원

이 책 『아파도 괜찮아』는 한의학의 한 갈래이지만 우리에게는 낯선 '고방'의 '음양허실' 이론과 서양의학의 호르몬 이론, 심리학적인 스트레스 관리 등을 통해 기존의 의학 및 한의학으로 쉽게 치료하기 어려운 '일상적인 고통'을 치료하는 방법을 제시한다. 또한 이론을 앞세우기보다는 저자의 처방을 통해 실제로 오랫동안 고통 받았던 증상에서 치유된 사람들의 이야기를 먼저 전달하며 독자의 흥미를 돋운다.

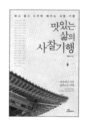

맛있는 삶의 사찰기행

이경서 지음 | 값 20,000원

이 책은 저자가 불교에 대한 지식을 배우길 원하여 108사찰 순례를 계획한 뒤 실행에 옮긴 결과물이다. 전국의 명찰들을 돌면서 각 절에 대한 자세한 소개와 더불어 중간중간 불교의 교리나 교훈 등도 자연스럽게 소개하고 있다. 절마다 얽힌 사연도 재미있을 뿐 아니라 초보자에게 생소한 불교 용어들도 꼼꼼히 설명되어 있어 불교를 아는 사람, 모르는 사람 모두에게 쉽게 읽힌다. 또한 색색의 아름다운 사진들은 이미 그 장소에 가 있는 것만 같은 즐거움을 줄 것이다.

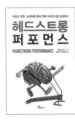

헤드스트롱 퍼포먼스

마르셀 다나 지음, 이경숙 · 이주용 역 | 값 25,000원

이 책『헤드스트롱 퍼포먼스』는 운동과학과 영양과학, 뇌 과학을 결합한 전략으로 '성과를 낼 수 있는 뇌'를 만들어내는 것이야말로 성공으로 가는 지름길이라고 이야기하고 있다. 또한 이러한 두뇌 강화 이론을 기반으로 하여 스트레스 대처법, 집중력 유지, 창의력 증진, 습관 변화 등의 세부적 실천사항과 그를 위한 자세한 전략을 각 장에서 면밀하게 제시한다.

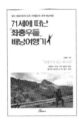

71세에 떠난 좌충우돌 배낭여행기

고계수 지음 값 20,000원

『71세에 떠난 좌충우돌 배낭여행기』는 남 · 중미 · 북미 · 오세아니아를 여행한 저자의 이야기가 생생하게 담긴 여행 에세이다. 여행이라는 소중한 경험 속에서 또 다른 문화를 접하고 새로운 일도 겪지만, 순탄하지 못한 여행을 하며 느낀 단상들도 이 책에는 과장이나 거짓 없이 진솔하게 기록되어 있다. 젊은 사람들 못지않은 즐겁고 유쾌한 여행기가 독자들의 흥미를 불러일으킨다.

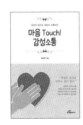

마음 Touch! 감성소통

박신덕 지음 | 15,000원

책『마음 Touch! 감성소통』은 타인과의 소통에서 불편을 겪는 사람들에게 명쾌한 해답을 들려준다. 아무리 대화를 해도 '말이 통한다'는 느낌을 받기 어려운 요즘. '진심'을 통해 소통할 때 상대방의 마음뿐만 아니라 내 마음까지도 부드럽게 어루만져주는 '감성소통'을 할 수 있다고 강조한다. 저자가 직접 수많은 사람들을 만나고 대화하며 얻은 '소통의 노하우'가 이 책 한 권에 모두 담겨 있다.

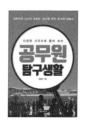

공무원 탐구생활

김광우 지음 | 값 15,000원

『공무원 탐구생활』은 '공무원'에 대해 속속들이 들여다본 책으로, 다양한 시각으로 공무원에 대해 분석하고 있다. 특히 '공무원은 결코 좋은 직업이 아니다'라며 기본적으로 비판적인 시각을 가지고 분석한다는 걸 특이점으로 꼽을 수 있다. 이미 공직에 몸담은 공무원뿐만 아니라, 공무원을 준비하고 있는 이들에게도 앞으로의 진로 설정 방향과 공무원에 대한 현실을 세세히 알려준다. 30년이 넘는 시간 동안 공직생활을 통해 쌓아 온 저자의 경험이 밑바탕이 되어 독자들에게 강한 신뢰감을 준다.

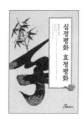

심정평화 효정평화

박정진 지음 | 값 13,000원

책 『심정평화 효정평화』는 심정과 효정의 철학으로 지구촌 평화를 그리는 박정진 저자의 철학을 담고 있다. 가부장제 시대를 넘어 여성-아이, 모-자식 관계의 새로운 가정연합이 지구촌 시대의 평화를 이룬다는 철학이다. 또한 로봇 문명 시대의 인간의 강점과 덕목으로 정을 내세우면서 인간성의 회복이 앞으로의 시대에 중요하게 될 것이라 예견한다.

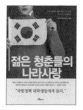

젊은 청춘들의 나라사랑

한국위기관리연구소 엮음 | 값 25,000원

책 『젊은 청춘들의 나라사랑』은 변화를 맞은 남·북 관계에서 다시 한 번 점검되어야 하는 안보·국방 의식을 고취하는 논문 모음집이다. 한국위기관리연구소가 8회에 걸쳐 치른 '전국 대학생 국방정책 우수논문 공모 및 발표회'에서 뽑은 11편의 논문을 실었으며 군에서의 다문화 문제, 문화 사업, 한미동맹, 전시작전통제권 전환, 사이버테러 등 다양한 내용을 제재로 삼았다. 안보 공감대 형성과 개개 국민의 애국심 제고로 국방 강국으로 거듭나는 기회가 될 것이다.

하루 5분, 나를 바꾸는 긍정훈련

행복에너지

**'긍정훈련' 당신의 삶을
행복으로 인도할
최고의, 최후의 '멘토'**

'행복에너지
권선복 대표이사'가 전하는
행복과 긍정의 에너지,
그 삶의 이야기!

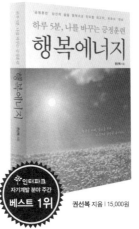

권선복 지음 | 15,000원

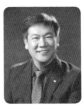

권선복

도서출판 행복에너지 대표
영상고등학교 운영위원장
대통령직속 지역발전위원회
문화복지 전문위원
새마을문고 서울시 강서구 회장
전) 팔팔컴퓨터 전산학원장
전) 강서구의회(도시건설위원장)
아주대학교 공공정책대학원 졸업
충남 논산 출생

책 『하루 5분, 나를 바꾸는 긍정훈련 - 행복에너지』는 '긍정훈련' 과정을 통해 삶을 업그레이드하고 행복을 찾아 나설 것을 독자에게 독려한다.
긍정훈련 과정은 [예행 연습] [워밍업] [실전] [강화] [숨고르기] [마무리] 등 총 6단계로 나뉘어 각 단계별 사례를 바탕으로 독자 스스로가 느끼고 배운 것을 직접 실천할 수 있게 하는 데 그 목적을 두고 있다.
그동안 우리가 숱하게 '긍정하는 방법'에 대해 배워왔으면서도 정작 삶에 적용시키지 못했던 것은, 머리로만 이해하고 실천으로는 옮기지 않았기 때문이다. 이제 삶을 행복하고 아름답게 가꿀 긍정과의 여정, 그 시작을 책과 함께해 보자.

『하루 5분, 나를 바꾸는 긍정훈련 - 행복에너지』